[illegible]S AUX MÈRES

[illegible]

[illegible] ET ACC[illegible]

[illegible]

[illegible] ALGÉRIE.

[illegible] Docteur DU CAZAL,

de la Faculté de Paris,

[illegible], chevalier de la Légion-d'Honneur,

[illegible] des établissements civils d'Oran,

[illegible] d'un Traité du Calorique,

[illegible] sur le choléra, etc.

[illegible]

CONSEILS AUX MÈRES

POUR

ÉLEVER, SOIGNER ET ACCLIMATER

les petits Enfants

EN ALGÉRIE.

Par le Docteur DU CAZAL,

de la Faculté de Paris,

Médecin-accoucheur, chevalier de la Légion-d'Honneur,
Médecin des Etablissements civils d'Oran,
Auteur de l'Avis aux goutteux, d'un Traité du Calorique,
d'un Mémoire sur le choléra, etc.

BEAUVAIS,
IMPRIMERIE D'ACHILLE DESJARDINS.

—

1858.

A Madame

la Maréchale Comtesse RANDON.

MADAME LA COMTESSE,

Comme un juste et légitime hommage rendu aux éminentes qualités qui vous distinguent, aux vertus qu'on honore en vous, au profond respect que vous savez inspirer à tous, daignez permettre, Madame la Comtesse, que j'aie l'honneur de vous dédier cet opuscule, écrit dans l'intérêt des Enfants qu'on élève ou qu'on veut acclimater dans notre colonie Algérienne.

Présidente de toutes les Sociétés maternelles des trois provinces, protectrice des pauvres enfants qui naissent ou qui viennent en ce pays, j'ose espérer, Madame la Comtesse, que vous daignerez accorder votre approbation généreuse à ce petit ouvrage, écrit dans l'intention de conserver à notre Afrique Française, un grand nombre de sujets qui lui échappent malheureusement avant d'être formés.

Si j'ai le bonheur d'obtenir la gracieuse faveur que je sollicite de votre extrême bienveillance, Madame la Comtesse, mes vœux seront comblés, ma reconnaissance sera éternelle et le bien que j'ai espéré se réalisera.

Permettez-moi de mettre à vos pieds l'hommage du profond respect avec lequel je m'honore d'être,

MADAME LA COMTESSE,

Votre très-humble et très-obéissant serviteur,

DU CAZAL.

CONSEILS AUX MÈRES

POUR

ÉLEVER, SOIGNER ET ACCLIMATER

les petits Enfants

EN ALGÉRIE.

PREMIÈRE PARTIE.

EXORDE.

C'est à vous, Mères tendres et dévouées, femmes de toutes les conditions, que j'adresse cet opuscule. C'est pour vous, dont la généreuse et intelligente sollicitude est de tous les instants, dont le cœur gémit et s'effraie au moindre signe de souffrance qu'expriment vos enfants ; c'est pour vous, enfin, pieuses et douces consolatrices de la famille, que je vais tracer ici, sous forme de conseils, les résultats de ma vieille expérience.

Je vous indiquerai les soins, les précautions indispensables que vous devez prendre ici, pour élever vos enfants ; les moyens auxquels vous pourrez avoir recours sans crainte, pour préserver ces petits êtres, objets de tant d'amour et de peines, des dangers qui les environnent à leur entrée dans la vie, particulièrement en Afrique.

Nous les prendrons au moment de leur naissance et, avec vous, je les conduirai jusqu'à l'âge de deux à trois ans, époque à laquelle ordinairement ils ont beaucoup moins de risques à courir, puisqu'alors la première dentition se trouve achevée, ou à peu près.

Puis, naturellement amené à parler de leurs maladies, je tâcherai de décrire avec précision et clarté les symptômes des principales et plus fréquentes affections morbides de la première enfance, me proposant d'indiquer les remèdes à leur opposer, en attendant le médecin. Oui, en attendant le médecin ; car, je dois le dire et souhaiterais que cela fût bien compris : il y aurait véritablement imprudence de s'en rapporter à sa propre sagacité pour interpréter sagement toutes mes paroles et appliquer certains médicaments, dans les circonstances graves surtout.

On sait d'ailleurs que le cœur maternel s'émeut trop facilement ; qu'une femme toujours sensible et bonne, s'épouvante d'abord à la vue de son enfant malade et que la peur grossit les objets ; donc on peut mal juger dans sa propre cause.

En conséquence, lorsque je parlerai, dans la seconde partie de ce travail, des affections qui peuvent menacer la vie des enfants et que j'indiquerai la médication à employer pour les combattre, il doit être bien entendu que mes conseils exécutés, on n'en aura pas moins recours, si cependant la chose est possible, à l'avis direct d'un médecin expérimenté.

On pense assez généralement dans le monde, que rien n'est plus simple et plus facile que ce qu'on appelle la médecine des enfants ; c'est une erreur très-grande. Il faut au contraire pour bien apprécier, saisir et deviner leur mal, qu'ils ne peuvent expliquer, un tact, une habitude, une pénétration, que bien peu de personnes ont l'occasion d'acquérir dans le cours de leur pratique.

Loin de moi la pensée d'imiter, dans sa manière de voir et d'agir, l'auteur d'un livre intitulé : *La Médecine sans le Médecin.* Pour ce qui concerne en particulier les maladies de l'enfance, une prétention comme celle qu'exprime ce titre, serait aussi dangereuse que ridicule. On sait malheureusement d'ailleurs, tout le mal qu'ont fait, malgré leur savoir supérieur et incontesté, BUCHAM, avec sa *Médecine domestique ;* TISSOT, avec son *Avis au peuple.*

Il est pourtant une remarque singulière, mais juste, et que beaucoup d'autres que nous peuvent avoir faite ; c'est que l'intelligence maternelle, que Dieu probablement inspire, va presque toujours droit au but et prévoit ou devance même l'ordonnance du médecin. C'est un fait ; néanmoins, on avouera qu'il est mieux, plus prudent et plus sage, dans la prévision d'une erreur possible, de s'étayer d'un avis de plus et de consulter l'homme de l'art.

Lui, on doit l'espérer du moins, sera encore moins susceptible de se tromper que tout autre, à l'inspection attentive des symptômes qui se présentent et qu'il est habitué à reconnaître, à juger. Ce que, de son côté, le médecin ne doit jamais perdre de vue; ce que, du reste, il a dû expérimenter cent fois dans le cours de sa pratique, c'est que la médication la plus simple est toujours celle qui réussit le mieux, chez ces petites créatures dont l'organisation délicate et neuve n'est encore disposée qu'à recevoir et élaborer le lait de la mère. Bien plus; il doit ne pas oublier, surtout, que fort souvent nous traitons l'enfant par l'intermédiaire de sa nourrice, en faisant prendre à celle-ci des boissons ou des médicaments dont elle transmet à l'enfant le principe avec son lait.

En Algérie, les pratiques et les habitudes de la France, quant à la manière d'habiller, de soigner, de gouverner, d'élever, enfin, les petits enfants, doivent être changées en partie, ou du moins grandement modifiées dans beaucoup de circonstances. Ainsi, par exemple, dans notre colonie d'Afrique, on sait combien sont brusques et fréquents les changements de température ; on connaît assez l'humidité de l'hiver, les chaleurs de l'été, et personne ne démentira ce fait que pendant les grandes chaleurs même, on éprouve souvent que les matinées et les soirées sont très-fraîches, pour ne pas dire froides.

Nos braves soldats de l'armée d'Afrique vous

diront tous, qu'ils ont moins souffert soit de leurs combats contre les Arabes, soit des longues marches qu'on exigeait d'eux alors, que de l'humidité glaciale des nuits en opposition avec l'extrême chaleur qui les accablait le jour.

Or, on doit facilement le comprendre : la première enfance est, bien plus que nous, sensible à ces variations journalières de l'atmosphère ; il faut donc l'en préserver si l'on peut, ou sinon, faire en sorte qu'elle en souffre le moins possible.

Maintenant, ces réflexions préliminaires étant, je pense, suffisamment comprises, hâtons-nous d'arriver à la pratique. Je ferai mon possible pour ne rien omettre de ce qui peut être utile ou se rattachant à mon sujet; en même temps, je tâcherai d'être clair et concis.

ALLAITEMENT.

Mon vœu le plus ardent, mon espoir le plus doux en écrivant ce petit ouvrage, est de conserver à la société un grand nombre de sujets, qui lui échappent malheureusement avant d'être formés. Mais, pour que le but que je me propose soit plus sûrement atteint; pour aider de toutes les manières à l'accomplissement de mon œuvre philanthropique, il est une condition essentielle que doivent remplir les dames qui me liront; cette condition, la voici : il faut que toute femme qui a le bonheur de devenir mère, prenne la résolution d'allaiter elle-même son enfant.

En effet, n'est-ce donc pas pour elle un devoir écrit dans le livre de la loi naturelle? Et, s'il en est ainsi, pourquoi quelques femmes encore, car le nombre s'en restreint tous les jours, prétendraient-elles se soustraire à cette loi tracée de la main de Dieu?

Je le dis hardiment et avec une conviction profonde, parce que quarante années de pratique m'en donnent le droit : toute mère est apte à nourrir son enfant. Il n'y a qu'un accident ou un défaut de conformation qui puissent l'en empêcher; encore, peut-on, quelquefois, remédier à un accident.

Que celles donc que la Providence favorise d'une heureuse fécondité, ne redoutent pas d'être mères dans toute l'acception du mot. En remplissant cette tâche honorable et sacrée, elles exposent à beaucoup moins de chances la vie de leurs enfants; consolident certainement leur propre santé; se procurent un bonheur ineffable et se préparent une vieillesse exempte de douleurs et d'infirmités. L'expérience de tous les temps est là pour appuyer ce que j'avance.

Mais indépendamment de ces avantages incontestables et précieux, comptons encore ces émotions si douces, ces mille sensations délicieuses que seule peut apprécier et connaître l'âme angélique d'une bonne mère. Quelle joie pour elle, lorsque se prononce un premier sourire sur les lèvres et dans les yeux de son enfant ! il reconnaît déjà sa mère, il l'aime, elle est heureuse !

Cependant raisonnons si vous le voulez; parlons le langage de la froide raison et examinons la question, sinon au point de vue de la morale, du moins en ce qui regarde seulement l'intérêt de l'enfant.

Ainsi, armée d'une volonté inébranlable et repoussant tout conseil opposé, vous ne voulez ou ne pouvez, dites-vous, absolument pas nourrir...., soit; forcez donc au silence cette voix du cœur qu'on appelle conscience, et remettez votre enfant aux mains d'une femme à gages. Hélas ! les regrets ne se feront pas longtemps attendre.

D'abord, l'expérience, appuyée de trop nombreux exemples, prouve que les nourrices communiquent aux individus qu'elles allaitent, sinon leur caractère et leurs inclinations, du moins leur tempérament et leurs maladies... Mais peu importe, vous le soignerez plus tard ce cher enfant, ou vous le pleurerez peut-être.... Pauvre mère !

Ensuite, ne pensez-vous pas que vous auriez grandement tort de vous étonner qu'un jour, chez ce pauvre petit, se développassent des goûts et des passions, en tout point différents des vôtres; eh ! qui sait si ces passions et ces goûts n'ont pas été puisés dans le sein d'une nourrice mercenaire.

La plupart du temps encore, la choisissez-vous avec tout le soin et toutes les précautions nécessaires, cette nourrice ? Non, vous la tenez ordinairement du hasard, à moins cependant qu'elle ne soit appuyée près de vous de la recommandation d'une garde malade, d'une domestique, d'une portière....

O femme qui venez en Afrique, écoutez bien ceci.

En Algérie surtout, l'allaitement maternel n'est pas seulement un devoir, c'est une absolue nécessité, une question de vie ou de mort pour votre enfant. Et en effet, dans notre colonie nouvelle, tout le monde comprendra et vous-même avouerez, que la rencontre d'une *bonne nourrice* est bien autrement hérissée de difficultés qu'en tout autre pays.

En France, par exemple, la campagne nous offre beaucoup de jeunes femmes florissantes de santé; de ces paysannes fraîches et roses, ayant au moins le nécessaire, souvent même jouissant d'une certaine aisance. A l'inspection de l'intérieur du ménage, en examinant les enfants s'il y en a plusieurs, ou en visitant attentivement celui que doit remplacer le vôtre, vous pouvez facilement juger des habitudes d'ordre et de propreté de la maîtresse du lieu. Née dans le village, entourée d'une famille connue, vous avez encore la possibilité d'obtenir sur elle et son entourage des renseignements à peu près certains, soit du curé, soit du maire, soit même des voisins qui, comme on sait, ne sont pas toujours d'une bienveillance extrême.

Ici, rien de semblable, pour le présent du moins; aucun moyen d'investigations assurées.

Effectivement, que voyons-nous aujourd'hui dans presque toutes nos colonies naissantes ? Une population hétérogène composée de Français, d'Allemands, d'Espagnols, de Belges, de Maltais, d'Italiens, etc., qui se connaissent à peine, ne se fréquentent guère et ne se comprennent pas. De braves gens sans doute, mais vivant de privations, se livrant, hommes et femmes, à un travail pénible, assidu, et n'ayant dans leurs logements humides et restreints que les meubles et ustensiles de ménage les plus indispensables.

Avec cela, des autorités, civiles ou militaires, et, dans les forts villages, de bons curés, tous remplis des plus excellentes intentions il est vrai, mais qui, avec la meilleure volonté du monde, ne peuvent fournir de données certaines, ni sur la santé générale des familles, ni sur les antécédents moraux des individus.

Cependant, et pour envisager le fait du côté le moins défavorable, je veux bien supposer que l'on a pu rencontrer une femme d'un âge convenable, en état de parfaite santé et de conduite irréprochable. Comptera-t-on pour rien la négligence possible et les mille accidents qui peuvent en être la conséquence ? Ce que le pauvre petit peut avoir à souffrir des mauvais soins, de la brutalité, des habitudes misérables de ces malheureuses qui se louent fort cher et souvent, à votre insu, allaitent en même temps leur enfant et le vôtre.

Elevés par leurs mères, nourris par elles, sur

dix enfants on en conserve neuf. Confiés à des étrangères souvent chèrement payées, on en perd plus de la moitié; encore parmi ceux que l'on sauve, combien n'en voit-on pas de scrofuleux, de rachitiques, de dartreux, sans préjudice de ceux qui nous reviennent estropiés, défigurés, brûlés.

L'estomac embarrassé de glaires, les intestins remplis de méconium, l'enfant nouveau-né réclame un purgatif. Trouverez-vous dans la pharmacie un sel, un sirop, une résine, un moyen quelconque qui puisse valoir pour lui le premier lait de sa mère? Non, certes, non, vous ne trouverez rien d'équivalent. Préparé dès longtemps par la prévoyante nature, le *colostre* remplit admirablement bien l'indication présente; il purge l'enfant pendant les premiers jours, nettoie convenablement les voies digestives et dispose ainsi ses faibles organes à recevoir un lait de jour en jour plus consistant et plus nourrissant, à mesure que lui-même acquiert plus de développement et de forces.

Je crois, maintenant, en avoir dit assez sur un sujet bien des fois traité par les médecins du siècle dernier surtout. Néanmoins, j'ai dû en toucher quelques mots, d'abord comme objet rentrant naturellement dans mon cadre, ensuite pour faire comprendre une fois de plus aux mères, tous les avantages qu'elles retirent, comme aussi tous les chagrins qu'elles évitent en nourrissant de leur lait les enfants que le ciel leur accorde.

PREMIERS SOINS A DONNER AU NOUVEAU-NÉ.

A sa naissance, l'Enfant éprouve une révolution considérable dans tout son être. La respiration, la digestion, les sécrétions, etc., sont pour lui des fonctions nouvelles, qui doivent être facilitées par tous les moyens en notre pouvoir.

Pour arriver à ce but, on doit le tenir parfaitement propre; éviter de le comprimer, de le gêner dans ses langes; enfin, le préserver du froid, de l'humidité et des courants d'air. Il faut comprendre que sortant d'un milieu de trente-sept à trente-huit degrés centigrades de chaleur, ce n'est que peu à peu que le nouvel être doit se voir amené à l'habitude de la température extérieure.

On est généralement dans l'usage de gorger le nouveau-né d'eau sucrée, aromatisée d'eau distillée de fleurs d'oranger; je n'en vois pas la nécessité; néanmoins, si l'on y tient absolument, on peut lui donner une cuillerée ou deux de cette innocente préparation avant de le présenter au sein, car je n'y trouve pas plus d'inconvénients que d'utilité. On aura soin seulement de faire tiédir le breuvage.

L'Enfant sera mis au sein, une heure après sa naissance. Cet intervalle est nécessaire, mais suffisant pour laisser prendre un peu de repos à la mère. Le lait qu'il reçoit alors lui vaut infiniment mieux que l'eau sucrée, les sirops de chicorée ou de rhubarde et l'huile d'amandes douces, que les sages-femmes pensent devoir invariablement lui prescrire, sous prétexte de le purger. Laissons donc, d'abord, agir la nature, c'est le mieux; nous lui viendrons en aide plus tard, s'il en est besoin.

VÊTEMENTS.

S'il meurt un nombre assez considérable d'enfants, dans les premiers jours de leur naissance, je pense qu'il ne faut attribuer ce malheur qu'à la négligence qu'on apporte, après les avoir baignés ou lavés, à les habiller convenablement et près du feu. Le moindre refroidissement peut leur être funeste en cet instant critique; l'ictère, l'endurcissement du tissu cellulaire et le croup, seront peut-être la conséquence d'un manque d'attention dans ce cas.

Autrefois en France, on couvrait, on enveloppait les enfants au point de les étouffer presque; on ne croyait pas pouvoir les tenir trop chaudement, même pendant l'été. C'est à peine si l'on souffrait qu'ils vissent le jour et que leur visage fût exposé à l'air; à cet égard les médecins de l'époque étaient d'accord avec les mères; ce qui veut dire, que faisant taire la voix de la raison, les pauvres mères se laissaient tromper par leur confiance en des médecins stationnaires ou méthodistes.

Tout-à-coup, et sur l'avis d'un certain philosophe, panégyriste zélé de l'homme sauvage, on se jeta dans l'excès contraire. Dès ce moment, la mode, car il faut appeler les choses par leur nom, la mode fut d'élever les enfants comme on disait alors, à la Spartiate ; on les couvrit à peine, on les baigna tout petits dans l'eau froide, quelques-uns même les frottaient avec de la neige....

La première de ces méthodes n'était que ridicule, la seconde était atroce et ses victimes furent malheureusement trop nombreuses.

Pour éviter de telles folies, risibles ou désastreuses, il n'est besoin que de consulter le simple bon sens. D'abord, et quelle que soit d'ailleurs la saison, car en Algérie, pendant l'été même, on sait combien les soirées et les nuits sont fraîches; quelle que soit donc la saison, on fera sagement de mettre au nouveau-né un serre-tête ou petite calotte, en flanelle, qui se placera entre les deux bonnets, l'un de toile fine recouvrant immédiatement le cuir chevelu, et l'autre coquet dont on le pare toujours. Pour le corps, une brassière en laine par-dessus la chemise; un lange et une couche, le premier en molleton de laine, comme surtout, et pour envelopper les extrémités inférieures; enfin, un fichu pour garantir le cou.

On maintiendra cet état de choses pendant plus ou moins de temps; puis, selon l'état de la température, mais plutôt encore en observant la constitution atmosphérique, l'enfant aussi étant devenu plus fort et la chaleur telle, qu'on en vienne à juger convenable, nécessaire si vous voulez, de supprimer les vêtements de laine, eh bien! il ne faudra le faire, néanmoins, qu'avec intelligence et précaution, jour par jour, pièce à pièce, en remplaçant, bien entendu, lange, brassière et bonnet, par d'autres en étoffe plucheuse de coton.

Plus tard encore, vers l'âge de quatre à cinq mois, et lorsqu'on veut le mettre en robe, on vêtira l'enfant comme à l'ordinaire, avec cette différence seulement que le lange, alors plié en deux et mis en travers autour de sa taille, tout près des aisselles, restera ouvert par devant, en laissant ainsi les membres inférieurs entièrement libres. On chaussera l'enfant avec des bas de laine, des brodequins aisés en tricot, et la robe qui recouvrira le tout sera longue et ample.

Quelques Espagnoles, ici comme dans leur pays sans doute, et même les personnes venant de certains départements du midi de la France, sont dans l'usage de maintenir les langes sur l'enfant et de compléter sa toilette au moyen d'une bande quelquefois fort longue, large de quatre à cinq travers de doigts, et dont les circulaires multipliés tiennent le corps du pauvre petit dans un état d'immobilité et de raideur très-gênant pour lui.

Cette espèce de sangle en tissu épais de coton, où parfois même sont enfermés les bras et les jambes, qui serre et comprime tout l'individu, mais surtout la poitrine et le bas-ventre, est ce qu'il y a de plus contraire à la santé du malheureux condamné à subir ce supplice; j'ai vu de ces enfants ainsi emballés, qui avaient absolument la figure d'une chrysalide ou d'une momie d'Egypte.

Je recommande donc très-particulièrement de rejeter un pareil mode de contention; des cordons pour attacher les brassières, de fortes épingles adroitement fixées pour retenir les langes et le fichu, sont de beaucoup préférables sous tous les rapports, en ce qu'ils ne gênent nullement le jeu des organes.

Dès la fin d'octobre, dans notre Afrique française, il serait prudent et rationnel de prendre les vêtements d'hiver pour ne les quitter, au plus tôt, qu'à la fin d'avril ou même dans les premiers jours de mai. Ainsi, on éviterait beaucoup de rhumes, de maux de gorge, d'indigestions et des diarrhées qui les suivent; c'est mon avis du moins, et d'après la connaissance que j'ai aujourd'hui du pays et de son climat, je suis convaincu que les personnes qui suivront ce conseil, hommes, femmes et enfants, s'en trouveront également bien.

Concevons que les refroidissements en toute saison, et particulièrement dans les premiers jours qui suivent l'accouchement, sont aussi dangereux pour la mère que pour l'enfant; chez la première, ils peuvent occasionner des métrites, des péritonites puerpérales, des maux de sein très-douloureux et toujours longs à guérir; chez le second, des enchifrènements pénibles, des catharres bronchiques, des coryzas et même le croup, en hiver surtout.

Une précaution très-utile en ce pays avec certains sujets de constitution délicate, indispensable même quand il s'agit de ces petits êtres dont les mères blondes et blanches, à texture transparente et fine, peuvent avoir eu, elles aussi, une enfance plus ou moins maladive, c'est de leur faire prendre et garder la flanelle sur la peau, dès les premiers jours, soit de leur naissance, soit de leur arrivée en Algérie..... une brassière en tissu fin et recouvrant exactement le dos, les bras, les épaules, la poitrine et le bas-ventre.

Dans l'Afrique française, pays des vicissitudes atmosphériques, patrie du rhumatisme, des névralgies, des diarrhées bilieuses, des engorgements du foie, un tel conseil ne doit point être regardé comme futile ou ridicule et repoussé sans examen; il est essentiel d'y bien réfléchir, car, je le répète, il est tout entier dans l'intérêt des enfants, aussi bien de ceux qui naissent ici, que de ceux qui y arrivent d'Europe et qu'on veut y acclimater.

Quelques personnes objecteront à cela que c'est faire contracter aux enfants une *habitude* dont ils ne se déferont pas facilement ensuite..... Eh! qui dit le contraire?.... Oui, certainement, c'est une habitude.... laquelle exigera, il faut bien s'y attendre, de grands ménagements et beaucoup de prudence si l'on tente, plus tard, de la supprimer. Mais, pourquoi la supprimerait-on? Ne portons-nous pas des chemises?.... C'est pourtant une habitude aussi; cherchons-nous à nous en défaire?... D'ailleurs, de pareilles raisons mises en travers d'un bon avis sont et doivent être effectivement de nulle valeur lorsqu'il s'agit de la santé, de la vie même. Et, de bonne foi, ne vaut-il pas mieux vivre et se bien porter avec de la flanelle sur la peau, que de souffrir sans cesse et de mourir peut-être, pour n'avoir pas voulu contracter ce qu'on veut appeler une *habitude*....

J'invite donc les personnes désireuses de la santé de leurs enfants, à se bien pénétrer des motifs qui me font insister sur ce point. Je conseille expressément et très-positivement la flanelle sur la peau, pour ces enfants de constitution dite nerveuse ou lymphatique; pour ceux surtout qui arrivent en ce pays, en quelque saison que ce soit.

Pour mieux préciser ma pensée et la faire, pour ainsi dire, toucher du doigt, je dirai, sans craindre de me répéter, que cette recommandation pressante s'adresse particulièrement aux parents de ces jeunes sujets à la peau blanche, au teint rosé, dont les yeux sont grands, bleus et doux.... Chez ces individus, la friction qu'exerce continuellement la laine, donne à l'organe cutané un ressort qui lui manque et qui, cependant, lui est absolument nécessaire pour bien remplir ses fonctions perspiratoires.

GÉNÉRALITÉS.

L'air et la lumière sont deux corps fluides, d'une indispensable nécessité à l'entretien de la vie, comme au maintien de la santé.

Il faut donc que la mère et le nourrisson sortent souvent, lorsque du reste le temps est favorable, pourvu, toutefois, que ce ne soit pas après le coucher du soleil, en été comme en hiver.

La chambre à coucher doit être spacieuse, bien éclairée et, si cela se peut, exposée au soleil levant.

Il est essentiel de renouveler souvent l'air de cette pièce sans y établir de courant; on lui donne accès en ouvrant du côté opposé à celui d'où souffle le vent, et toujours entre six heures du matin et six heures du soir. Une fois la brune venue et pendant la nuit, tout doit être et rester clos.

Les grands vents sont généralement mauvais; mais l'air modérément agité, rafraîchit le corps et exerce sur la peau un frottement léger qui augmente notre énergie et, sympathiquement, celle de tous nos organes.

Le vent du *sud* ou *siroco*, qui nous arrive après avoir traversé le désert, est, je crois, le seul véritablement malsain de l'Algérie; en tout cas, il répand sur son passage une chaleur lourde et étouffante, qui fatigue et énerve les plus forts.

Il est donc convenable de ne pas s'y exposer inutilement et, dans l'intention de détruire ou au moins d'atténuer les effets de ce vent brûlant, d'arroser et laver souvent les chambres d'habitation, pour humecter et rafraîchir ainsi l'air qu'on y respire.

COUCHER DE L'ENFANT.

Les lits les meilleurs, les plus sains pour tous, sont ceux qui se composent de matelas de laine bien lavée, seule ou mêlée avec une certaine proportion de crin.

Pour le petit enfant, un bon matelas de laine neuve et propre, un oreiller proportionné de balle d'avoine, pour relever un peu sa tête; des draps en toile souple, ou simplement, pendant les premières semaines, une serviette assez grande pour couvrir le lit et qu'on peut changer souvent, une couverture appropriée à la saison; voilà le coucher complet.

La plume ou le duvet sont trop chauds ici; ils excitent la transpiration qui énerve, et disposent l'enfant aux affections cérébrales.

Si l'on veut après cela unir l'agréable à l'utile, on pourra entourer et fermer le petit lit avec des rideaux de gaze claire, ou mieux encore de tulle de coton. Ce genre de voile, le dernier surtout, presque élégant et très-peu dispendieux, a l'avantage de laisser l'air et la lumière librement circuler autour de l'enfant, en même temps qu'il le préserve parfaitement de la piqûre des insectes, fort nombreux et incommodes en ce pays.

Quant aux peaux de moutons, à la toile cirée, dont on se sert pour éviter que l'enfant ne mouille et salisse son coucher, ce sont de mauvais moyens, très-préjudiciables à sa santé en raison de l'odeur désagréable qu'ils gardent, comme aussi de l'humidité qui y séjourne presque toujours.

Pour garantir le matelas, il vaut beaucoup mieux placer quelques linges sous l'enfant quand on le couche, ou encore, et en cas d'accident, avoir un matelas et un oreiller de rechange; ainsi on aura toujours un coucher sec.

BAINS TIÈDES.

Parlons maintenant du bain tiède que j'aurai souvent l'occasion de prescrire dans le traitement des maladies ou indispositions de l'enfance, du bain tiède, trop négligé ici malheureusement, et pourtant si nécessaire à la conservation des enfants, qui, de la France ou d'ailleurs, viennent habiter l'Afrique.

Le bain tiède, c'est-à-dire celui qui est pris à la température d'à peu près vingt-sept degrés du thermomètre *Réaumur*, ou trente-deux *centigrades*, excite la transpiration et la sécrétion des urines, calme le pouls, facilite le jeu des organes, dispose au sommeil et exerce ainsi une influence heureuse sur toute l'économie animale.

C'est surtout pendant le travail de la première dentition qu'il est bon de multiplier les bains tièdes, alors que, tourmenté par la douleur, les gencives rouges et gonflées, la bouche sèche, le sang échauffé par l'insomnie, le pauvre enfant exprime son mal par des cris incessants.

Il y a, néanmoins, quelques précautions à prendre, sans l'observation desquelles un bain pourrait faire plus de mal que de bien. Par exemple, il ne faut mettre l'enfant dans l'eau que deux heures après qu'il a quitté le sein, pris quelque nourriture, ou bien à la suite d'un sommeil prolongé; cela doit être su de tout le monde. Le bain est contre-indiqué, s'il existe un rhume ou quelques symptômes de ces fièvres dites éruptives, comme la rougeole, la variole, la scarlatine et autres.

Hors ces cas exceptionnels, et comme je viens de le dire, après deux heures de diète, un bain administré bien exactement à la température convenable, une ou deux, et même, en été, trois fois par semaine, est toujours utile, toujours bienfaisant; seulement, il ne doit pas être trop prolongé.

Pour le premier âge, un bain ne doit pas aller au-delà de vingt à vingt-cinq minutes, et c'est le terme extrême. Il faut ensuite, qu'en le sortant de l'eau, l'enfant soit reçu ou enveloppé dans des linges chauds, bien séché et habillé promptement.

Si les bains sont donnés en hiver, ou même pendant les beaux jours, mais par un temps humide, on fera bien attention que la chambre soit fermée, chauffée, et que, cependant, la baignoire soit placée de manière à ce que l'enfant ne reçoive pas l'impression directe du foyer.

Lorsqu'au contraire c'est en été et par un temps favorable que le bain est pris, on pourra se dispenser de chauffer la pièce, mais toujours en tenant les portes et les fenêtres closes. L'enfant n'en sera pas moins, comme cela vient d'être indiqué plus haut, enveloppé et essuyé avec des serviettes chaudes.

On doit savoir qu'après le bain tiède, le corps se refroidit facilement, à cause de l'évaporation qui se fait de l'eau absorbée; en conséquence, il faut comprendre que l'enfant, quoique bien portant du reste, ne doit pas être conduit au grand air immédiatement après qu'on l'a habillé. On lui donnera le sein ou une petite soupe; il s'endormira, c'est probable, mais dans tous les cas il gardera la chambre une heure ou deux pour se ressuyer complètement.

Les bains généraux ou partiels doivent de préférence être administrés le matin; les purgations et les lavements sont dans le même cas.

BAINS FROIDS.

Je n'ai point à m'occuper ici du *bain très-froid*; c'est-à-dire de celui dont la température est au-dessous de dix degrés Réaumur. Descendu à ce point, le bain enlève à celui qui y est soumis une notable quantité de calorique; il resserre trop les tissus; il refoule le sang à l'intérieur, et par conséquent ne peut être supporté par un petit enfant. Ce genre de bain, d'ailleurs, n'est que très-rarement prescrit, encore n'est-ce qu'aux adultes qu'on peut le conseiller.

Un bain est encore froid à la température de quinze degrés, surtout sous notre soleil d'Afrique; cependant pour les jeunes gens qui s'y agitent continuellement, il peut fortifier la constitution en augmentant l'énergie des organes, en donnant du ressort aux tissus, en s'opposant à trop de transpiration, enfin en excitant l'appétit. Mais, chez les très-jeunes sujets, dont les chairs sont molles et chez lesquels la réaction est plus lente à se produire, ce genre de bain peut et doit avoir des effets funestes et donner lieu à plusieurs maladies inflammatoires, à des congestions cérébrales ou à des convulsions.

Si nous arrivons maintenant à ces bains en plein air, dans lesquels, pendant la belle saison, on va ordinairement prendre l'exercice de la natation, je dirai encore qu'ils sont trop froids pour un enfant en bas âge, attendu que la température de l'eau courante dépasse rarement vingt degrés Réaumur.

Néanmoins, si d'après l'avis d'un médecin et dans l'intention de fortifier un très-jeune enfant on voulait essayer des bains froids, soit d'eau douce, soit d'eau de mer, voici ce que prudemment je conseillerais pour courir moins de risques.

La baignoire étant remplie de l'eau prescrite, on la laisse exposée au soleil pendant trois heures et on la rentre dans la chambre pour y plonger l'enfant. Je suppose, et la chose est essentielle, que le petit baigneur est de bonne volonté et déjà habitué aux bains tièdes. C'est ce que l'on appelle le bain tempéré; il est à peu près à vingt-cinq degrés Réaumur, mais je pense que sa durée ne doit pas dépasser huit ou dix minutes. En général, il faut sortir de ce bain aussitôt que le frisson qu'il occasionne se manifeste.

Bien sécher, bien vêtir ou coucher l'enfant après ce bain et le tenir une heure ou deux à la chambre, sont des soins ordinaires qu'il faut toujours avoir, et que je regarde comme nécessaires, aussi bien à la suite d'un bain tiède qu'après un bain froid.

ALIMENTATION.

On reconnaît généralement qu'un enfant doit être suffisamment nourri du lait seul de sa mère, jusqu'au troisième ou quatrième mois.

Longtemps avant ce terme cependant, il arrive que des dames se prétendent obligées de donner à manger à leurs enfants, alléguant, pour justifier cette presqu'imprudence, qu'elles manquent de lait, ou que celui qu'elles fournissent est trop peu nourrissant..... Erreur !

La femme qui veut avoir beaucoup de lait, doit donner beaucoup à têter.

Mères, votre sein appartient à vos enfants, laissez-les donc jouir largement de leur bien, ou plutôt laissez-les user librement de leurs droits.... Souvenez-vous à chaque instant de ces paroles de vérité, si bien applicables à la circonstance : *Plus vous donnerez, plus vous serez riche.*

Je reprends donc et je dis : qu'un enfant, jusqu'à son troisième mois bien révolu, est assez nourri du seul lait maternel, pourvu que ce lait lui soit tout donné. A cette époque, si l'on s'aperçoit à son appétit plus prononcé ou non satisfait, à ses cris lorsqu'il n'est pas au sein, puis enfin à son développement physique, qu'il réclame, qu'il a besoin d'une alimentation plus solide, voici comment on procédera :

Deux ou trois fois par jour, on lui donnera, indépendamment du sein, une petite bouillie faite avec de la fécule de riz délayée et cuite dans une suffisante quantité de bon lait de vache, si c'est possible; ou encore de la semoule avec le bouillon de poulet; tout cela un peu sucré, bien entendu.

On variera de jour en jour cette nourriture, en employant de préférence, dans le commencement, les substances féculeuses connues de tout le monde, mais en leur faisant subir une cuisson d'au moins trente à quarante minutes.

Dans ces premiers temps, la croûte de pain blanc desséchée au four réussit parfaitement; on la fait bouillir dans une quantité d'eau plus que suffisante; lorsqu'elle est raisonnablement épaissie, on y délaye un demi-jaune d'œuf ou on y verse un peu de lait, on ajoute une demi-cuillerée à soupe d'eau distillée de fleur d'oranger et on sucre convenablement. Cette panade est saine, facile à préparer, agréable au goût, et on remarquera que les enfants la prennent avec plaisir et s'en lassent pas.

Le plus possible on doit faire entrer le lait dans la préparation des aliments de la première enfance; c'est une espèce d'émulsion animale qui convient à cet âge. Un peu plus tard, on donne des œufs frais modérément cuits; mais comme le blanc de l'œuf n'est que de l'albumine pure, très-peu soluble dans l'estomac, il faut s'arranger pour que l'enfant en prenne peu ou point même, et donner la préférence au jaune, plus nourrissant et plus facile à digérer.

Ce n'est guère qu'à l'âge de quinze ou dix-huit mois que la viande peut être permise aux enfants; encore faut-il que ce soit avec réserve. Avant ce temps, les potages au bouillon gras, le lait, le pain, le chocolat fin, les fécules et les pâtes, la biscote, les œufs, les purées et les fruits cuits, doivent leur suffire.

En fait de viandes, les oiseaux domestiques et autres, ont une chair légère d'une digestion facile, surtout ceux qui se nourrissent de graines céréales et de fruits ; on doit donc leur adjuger la préférence dans le commencement.

La meilleure préparation qu'on puisse faire subir à la viande, soit dit en passant, c'est le rotissage à feu vif qui conserve le jus à l'intérieur et la rend plus nutritive.

PRATIQUES RIDICULES.

Je crois devoir signaler ici certaines pratiques aussi singulières que dangereuses de quelques sages-femmes de l'Algérie, où trop souvent encore on rencontre des gens exerçant la médecine sans diplômes réguliers.

J'ai vu plusieurs fois, récemment même, des matrones presser brutalement les mamelles des petits enfants nouveaux-nés, soi-disant dans la crainte que cette sérosité lactescente qu'elles en expriment, n'occasionne par la suite de graves maladies à ces petites créatures...... et la mère laissait faire!

C'est une malheureuse idée, basée sur un faux raisonnement et l'ignorance la plus complète des phénomènes de la vie intra-utérine ; c'est enfin une pratique des plus sottes pour ne rien dire de plus, que l'ineptie seule peut mettre en usage, et qui n'est pas sans danger ultérieur pour l'enfant ainsi manipulé.

Je n'ai donc pas besoin de recommander aux parents de ne jamais permettre l'emploi d'une pareille manœuvre, de quelque part qu'en puisse venir le conseil.

Mais, un procédé bien plus excentrique encore et surtout bien plus dangereux, est celui dont je vais parler.

Ordinairement, pour se rendre compte de la bonne conformation d'un enfant qui vient de naître et pour juger en connaissance de cause de sa viabilité, les accoucheurs médecins l'examinent dans ses proportions et visitent avec attention ses ouvertures naturelles, pour s'assurer qu'elles existent et rien de plus.

Pourra-t-on croire que, dans l'intention de montrer leur savoir profond, quelques faiseuses espagnoles et autres, poussent la maladresse jusqu'à introduire un de leurs doigts dans l'anus du nouveau-né?.... Or, je laisse à penser quels doivent être la douleur, les désordres et les suites fâcheuses d'une aussi inqualifiable imprudence.

Espérons encore que le temps amènera en Algérie des sages-femmes plus instruites que les *autorisées* qui l'exploitent aujourd'hui presque partout ; ce sera un grand bien de fait ; mais il est à désirer que ce soit le plus tôt possible, car les enfants morts-nés sont nombreux ici.

Espérons encore que, mieux inspirées et laissant de côté de faux scrupules et les timides conseils d'une pudeur mal entendue, les femmes enceintes comprendront enfin la nécessité d'appeler, pour les assister, de bons accoucheurs dignes en tout de ce titre honorable.

VACCINE.

Ici comme partout, il ne faut pas vacciner les enfants avant qu'ils aient atteint la fin de leur deuxième ou troisième mois. Plus tôt, ils manquent de forces pour supporter l'opération et ses suites; la peau d'ailleurs, avant cet âge, n'a pas encore acquis le ressort nécessaire pour pousser un bon et vigoureux vaccin.

Il est même très-probable, selon ce que j'ai nombre de fois observé, que c'est parce qu'on vaccine les enfants beaucoup trop jeunes que, la plupart du temps, les boutons avortent ou parcourent irrégulièrement leurs diverses périodes de développement et constituent ainsi ce que nous appelons un faux vaccin.

Il devient donc alors indispensable de recommencer.

Mais qu'arrivera-t-il, par exemple, si, ce qui a lieu le plus ordinairement, la vaccine n'a pas été suivie, surveillée par le médecin? si le développement de l'éruption vaccinale n'a pas été observé par lui, jour par jour, pour ainsi dire? si enfin les cicatricules qui en sont le résultat et presque le certificat, si, dis-je, ces petites cicatrices ne sont point examinées avec soin, à la loupe même, et reconnues pour être sans caractères? Eh! c'est tout simple; il arrivera : que les parents, se reposant de confiance sur une opération supposée par eux dûment préservative, mais que l'enfant a subi trop jeune, ne le feront par conséquent pas vacciner de nouveau; donc, la petite vérole pourra venir un jour et des gens superficiels diront alors avec une apparence de raison : La vaccine ne préserve de rien.

Et c'est ainsi que se propage une erreur aussi préjudiciable à la santé publique qu'au bonheur des familles.

D'un autre côté, que penser de la maladresse de quelques personnes qui, non seulement ne ramènent pas leur enfant au médecin vaccinateur qui les aurait éclairées et rassurées, mais encore qui, oubliant le bienfait reçu, se refusent à laisser recueillir, pour le transmettre à d'autres, le virus vaccin de leur enfant? Indépendamment de ce qu'une semblable conduite dénote d'inhumanité, d'égoïsme et d'ingratitude, il est encore évident qu'ils en sont les premiers punis : car, par leur négligence première et ce refus ridicule, ils se privent ainsi volontairement d'une épreuve certaine, décisive, pour constater la bonne nature du vaccin de leur enfant; car si ce vaccin transmis se comporte et se développe bien sur un autre sujet, on peut être dès lors assuré qu'il est bon et préservatif.

Quant à l'époque de l'année la plus favorable à l'opération comme au développement convenable de l'éruption vaccinale, je pense, suivant les observations que j'ai pu recueillir d'ailleurs ou faire moi-même, que les mois de mars, avril et mai, puis ceux de septembre, octobre, novembre et quelquefois décembre, sont les plus propices en Algérie.

La saison des pluies et le temps des grandes chaleurs amènent presque toujours à leur suite des indispositions diverses qui, sans être précisément graves, peuvent cependant, je ne dirai pas contre-indiquer, mais obliger, par prudence, à retarder l'opération de la vaccine. On fera donc bien de choisir le moment opportun, de prendre son temps, comme on dit, d'autant plus, qu'à moins d'extraordinaire, la variole ne sévit guère qu'au printemps ou vers la fin de l'été, et après les chaleurs.

Le procédé opératoire de la vaccination est fort simple, et toute personne intelligente pourrait, au besoin, le pratiquer d'urgence. Je vais donc essayer de le décrire.

Les piqûres vaccinales, au nombre de six ou huit en tout, trois ou quatre de chaque côté, se font ordinairement à la partie supérieure des bras, région *deltoïdienne*. Il faut que la lancette, l'aiguille ou le canif, l'instrument enfin avec lequel on veut opérer, soit très-aigu, très-propre, très-sec, et que la main qui va le diriger soit sûre, adroite et légère.

L'instrument donc, tenu entre le pouce et l'index de la main droite, doit, si c'est une lame quelconque, pénétrer à plat, mais toujours très-obliquement et de manière à soulever simplement l'épiderme, pour y déposer le vaccin dont on l'a préalablement chargé. La main gauche placée sous le bras opéré qu'elle saisit et maintient, tend légèrement la peau et facilite l'opération. On ne fait qu'une piqûre chaque fois et la même manœuvre est renouvelée pour chacune d'elles.

L'instrument se charge de vaccin, en mouillant sa pointe dans le liquide qui suinte d'un bouton en supuration et qu'on a ouvert préalablement.

Dans l'intention de laisser aux boutons à venir l'espace convenable à leur complet développement et pour que l'inflammation ne soit pas ce qu'on appelle *confluente*, les piqûres seront faites à la distance de deux centimètres les unes des autres et disposées, soit sur une seule ligne descendante depuis la pointe de l'épaule jusqu'à la partie inférieure du deltoïde, soit de manière à figurer, ou un triangle si l'on n'en a fait que trois, ou un carré s'il y en a quatre.

L'opération terminée ne doit laisser sur les bras d'autres traces visibles que trois ou quatre points rouges, entourés chacun d'une aréole rosée de la largeur d'une lentille. Il faut bien se garder de faire couler du sang, car ainsi le virus vaccin pourrait être entraîné hors de la piqûre, et nécessairement alors l'opération serait nulle.

C'est le huitième jour, ou le neuvième au plus tard, y compris celui de l'opération, qu'on doit recueillir le vaccin pour le transmettre immédiatement ou pour le conserver. Il est reconnu que l'inoculation vaccinale faite de bras à bras, réussit mieux et plus sûrement que celle pratiquée avec le vaccin gardé sous verre ou dans des tubes capillaires faits exprès pour cet usage.

Les boutons desséchés, puis tombés d'eux-mêmes et conservés soigneusement à l'abri de l'humidité, préservés du contact de l'air et de la lumière, peuvent se garder ainsi plus d'un an; puis, en cas de pénurie, ce qui arrive trop souvent ici, en les délayant sur du verre au moyen d'une gouttelette d'eau tiède ou d'un peu de salive, peuvent très-bien servir à vacciner.

Cette méthode de conservation du vaccin, que j'ai mise en pratique pour mon usage, il y a plus de trente ans, et que j'ai expérimentée bien des fois depuis, m'a presque toujours réussi.... Avis à mes confrères de tous les pays.

La variole est une de ces maladies dont on n'est frappé qu'une fois en sa vie; ceci est un fait à l'appui duquel on peut citer un grand nombre d'observations concluantes et que personne encore n'a combattu par des raisons valables, par des exemples authentiques. Il est donc à peu près inutile de renouveler la vaccination de dix en dix ans, comme quelques médecins en font courir le conseil. Une vaccine bien régulière, bien suivie et bien constatée doit suffire ; c'est ma conviction intime.

SEVRAGE

Lorsque l'on veut sevrer le nourrisson, il est, en ce pays, des circonstances heureuses, des conditions favorables qu'il faut rechercher, saisir, et dont on ne s'écarte guère sans péril ; ainsi, il est essentiel : 1° que l'enfant soit dans un état satisfaisant de santé ; 2° qu'il ait au moins de dix-huit à vingt mois ; 3° que la première dentition se trouve terminée ou à peu près ; 4° enfin, que le temps et la saison soient convenables.

Il me semble que ces recommandations ne demandent ni explications, ni commentaires, et qu'elles se conçoivent assez d'elles-mêmes ; car, en supposant que l'enfant soit indisposé, comme le sein est alors d'une grande utilité, tant pour le traiter que pour l'apaiser et l'alimenter, on reconnaîtra certainement que l'en priver inopinément, serait commettre une grave imprudence. S'il est trop jeune et que ses dents de lait soient encore loin d'être au complet, ce travail qui se fait chez lui d'une part, et la privation qu'on se propose de lui imposer d'autre part, peuvent le rendre malade. Enfin, si le temps est mauvais, si la saison est mal choisie, les promenades et la distraction qu'elles procurent lui seront forcément interdits; or, il en résultera pour la mère et pour lui un surcroît d'embarras et de peines. Il est donc plus sage, plus conforme aux intérêts de la mère et de l'enfant d'attendre la réunion des conditions demandées.

C'est vers la fin de janvier, dans le courant de février et de mars, ou même encore dans les quinze premiers jours d'avril, qu'il est plus rationnel et plus certain, en Algérie, d'entreprendre le sevrage pour le terminer en deux ou trois semaines.

A cette époque, l'hiver est à peu près passé, les beaux jours arrivent; les orages, les brouillards, les tempêtes ne sont plus à craindre, ou du moins ces accidents alors deviennent beaucoup plus rares; la température, sans être chaude, est du moins plus égale; en conséquence il y a lieu d'espérer que rien ne viendra entraver, gêner ou déranger le fait très important du sevrage, et qu'on le terminera heureusement.

Le laps de temps qui doit être consacré au sevrage sera partagé en deux périodes à peu près égales : la première devra être employée à sevrer l'enfant pendant le jour, pour ne pas brusquer ses habitudes et faire que ce soit peu à peu qu'il se fasse à son nouveau genre de vie; la seconde, à opérer le sevrage de nuit ou sevrage définitif.

Ainsi, pendant huit jours : en faisant promener l'enfant pour le distraire, en lui donnant pour boisson une décoction de gruau ou d'orge perlé coupée avec de bon lait et un peu sucrée ; en l'éloignant du sein tous les jours davantage et en régularisant ses repas, on le sevrera de jour. C'est déjà quelque chose, mais ce n'est pas le plus difficile, comme l'expérience le prouvera.

La deuxième période, un peu plus épineuse, sera également de huit ou dix jours comme la première. Il serait bon, cette fois, que l'enfant fût momentanément séparé de sa mère, au moins pendant la nuit; cependant, si cette séparation ne pouvait avoir lieu, et quelle que soit la raison de cette impossibilité, on enduira le bout des seins de quelque substance d'une saveur amère et désagréable, en même temps que, pour mieux dérouter l'enfant, on peindra les mamelles de couleurs foncées. Les boissons seront variées, toujours coupées de lait et légèrement édulcorées avec le sucre ou le sirop de capillaire. Il faut multiplier les promenades en plein air, afin d'obtenir que l'enfant fatigué dorme mieux pendant la nuit. Les repas pourront être aussi plus nourrissants et plus copieux s'il le faut, et ainsi l'enfant se trouvera définitivement sevré.

En cessant de donner à téter, la mère, presque toujours, éprouve un peu de tuméfaction dans les seins; c'est un accident tout naturel, prévu, dont la cause est facile à comprendre, mais qui jamais n'a de suites fâcheuses. En quelques jours la sécrétion du lait cesse entièrement, et bientôt les mamelles reviennent à leur volume ordinaire.

Si cependant, et malgré l'assurance que j'en donne, ou bien comme une satisfaction accordée aux idées reçues dans le monde, on veut avoir recours à quelques remèdes épuratoires, dits de précautions, voici ce qu'il faudrait faire dès le premier jour de la deuxième période du sevrage.

Pendant une semaine, on boira tous les jours un litre à peu près de la tisane suivante :

Feuilles de pariétaire......	une forte pincée.
Feuilles degrande chélidoine.	*id.*

faites infuser dans un litre d'eau bouillante ; passez et ajoutez :

Nitrate de potasse.........	8 décigrammes.
Sirop des cinq racines......	70 grammes.

à boire par tasses dans la journée, en se ménageant beaucoup et mangeant peu. Si l'on est en hiver, on doit avec soin se garantir du froid et de l'humidité, et couvrir les seins d'une double flanelle.

Le neuvième jour, un peu plus tôt même, on se purgera avec une bouteille d'eau de sedlitz à trente-cinq ou quarante grammes qu'on boira le matin à jeun ; on ne prend pas la bouteille d'un seul trait, bien entendu, on la partage en trois doses et on boit une dose toutes les dix minutes.

Après ce traitement, je pense que les seins se trouveront débarrassés et qu'on sera entièrement rassuré contre les accidents faussement attribués au lait abandonné à lui-même.

Maintenant, des circonstances imprévues peuvent survenir, qui obligent à sevrer un enfant de suite et avant le temps convenable ; par exemple : la cessation subite de la sécrétion laiteuse, par conséquent l'absence totale de lait dans les mamelles ; une grave maladie de la mère ; un voyage forcé sans possibilité d'emmener le nourrisson ; une grossesse, etc.

Dans ces cas de nécessité absolue, si l'on ne peut trouver de suite et donner à l'enfant une nourrice connue et qui reste sous la surveillance des parents, il faut, en redoublant de soins attentifs, remplacer le lait maternel par celui de vache ou, bien mieux encore, par celui d'ânesse. Ce dernier, par les éléments chimiques qui le constituent, est, de tous ceux analysés, celui qui se rapproche le plus du lait de la femme.

Une observation que je crois utile de faire, c'est que, dans la supposition d'une grossesse comme obstacle à la continuation de l'allaitement, je ne vois pas qu'il y ait précisément urgence, danger immédiat ; non : une nourrice, quoique enceinte, peut cependant continuer d'allaiter son enfant jusqu'à la fin du troisième et quatrième mois même, sans avoir à craindre qu'il en résulte rien de fâcheux, soit pour l'un, soit pour l'autre enfant ; le travail de la lactation qui regarde la nouvelle grossesse, ne commençant que vers le milieu du cinquième mois. Avouons pourtant qu'il vaut mieux prendre ses précautions et faire ses préparatifs dès le moment où la certitude d'une grossesse nouvelle est acquise.

NAISSANCES PRÉMATURÉES.

Je crois ne pas devoir entrer dans le détail et l'explication des causes qui peuvent donner lieu ou prédisposer une femme aux fausses couches, attendu que ces sortes d'accidents emportent avec eux l'idée que l'enfant est *mort-né* ou du moins qu'il est né à un terme qui le fait supposer *non viable.*

Quant à ce que l'on nomme proprement les naissances prématurées ou accouchements avant terme, c'est le cas d'un enfant venu au monde trop tôt, il est vrai, mais vivant et susceptible d'être conservé et élevé, si l'on y apporte toute l'attention nécessaire, tout le soin convenable.

A ce propos et pour tout renseignement, je citerai deux faits dont le premier fort curieux en lui-même et recueilli par moi, prouverait jusqu'à certain point que la période de deux cent soixante-dix jours n'est pas le terme invariablement fixé par la nature pour accomplir une grossesse chez toutes les femmes. Le second, qui est connu de tous les médecins, pourra servir à faire connaître *à priori*, à quelle époque de la gestation un enfant peut être viable.

Voici donc ces deux observations que je n'accompagnerai d'aucune explication, que je ne ferai suivre d'aucun commentaire.

PREMIÈRE OBSERVATION.

J'ai connu à Paris une dame de très-petite taille et parfaitement bien proportionnée de toute sa personne, qui accouchait toujours à la fin de son huitième mois bien compté. Cette personne, dont j'étais le médecin et l'accoucheur, a eu cinq enfants, tous potelés et bien portants, quoique petits, et réunissant toutes les conditions voulues pour les juger à terme ; tous ont été nourris par la mère, et tous les cinq, une fille et quatre garçons, vivent probablement encore.

DEUXIÈME OBSERVATION.

Fortunio Liceti, fils d'un médecin de Rapalo, près de Gênes, et devenu lui-même un médecin assez célèbre, naquit au terme de cinq mois et demi et mourut à près de quatre-vingts ans..... On assure que son père, Joseph Liceti, le couchait pendant les premiers mois dans une petite boîte garnie, à l'intérieur, de coton cardé, et, au fait, l'éleva avec tant de soins qu'il conserva toute sa vie une santé parfaite.

Ces deux exemples doivent nous faire comprendre, et d'ailleurs la simple réflexion nous indique assez que, plus l'accouchement se rapprochera du terme ordinaire de neuf mois, plus aussi on devra espérer de sauver l'enfant et de l'élever ; néanmoins, et toutes choses égales d'ailleurs, il faut rester convaincu que, par des soins intelligents et une surveillance de tous les instants, comme le prouve l'observation de F. Liceti, on peut tout espérer dans de semblables et si délicates circonstances.

CONCLUSION.

Ici se terminera ce que j'ai cru absolument nécessaire et utile de dire relativement aux soins à donner, non-seulement aux enfants qui naissent en Algérie, mais encore à ceux qu'on veut y acclimater. Dans tout ce que j'ai dû recommander dans cet écrit, l'enfant a été considéré par moi comme né à terme, ou à peu près, et bien portant.

Les conseils, enfin, que renferme cette première partie, ont principalement pour but d'éviter le mal pour n'avoir point à le réparer ensuite.

Si je ne suis pas entré dans de plus minutieux détails, c'est qu'il est de ces choses que tout le monde sait, qu'une femme, une mère surtout, n'a pas besoin d'apprendre et qu'elle devine toujours.

Comme je l'ai déjà dit en d'autres termes, une mère possède au plus haut point l'intelligence de l'amour, la prescience du cœur ; mais, jeune encore et à son premier enfant, elle peut manquer d'expérience, elle le craint du moins, et dans sa timide et inquiète sollicitude, elle aime à recevoir un conseil qui s'accorde souvent avec ce qu'elle avait l'intention de faire de prime-abord.

Je crois avoir rempli un devoir en traçant ces quelques lignes, et j'ai, du mieux qu'il m'a été possible, satisfait à la mission philanthropique que je m'étais imposée. D'autres viendront probablement, qui feront plus et beaucoup mieux que moi, je n'en doute pas ; cependant et avant tout, heureux de mon intention, je conserverai toujours sur eux l'honneur de les avoir précédés dans la carrière.

Du reste, si je me suis suffisamment et assez clairement expliqué, si mes jeunes lectrices ont su bien comprendre mes paroles, saisir ma pensée, apprécier mes intentions dans l'intérêt des enfants, de parents européens, qui naissent en Afrique ou qu'on y amène de tous les pays ; enfin, si cet opuscule est destiné à faire quelque bien, je me trouverai assez récompensé et ne demande rien de plus.

O ! femmes, suivez ces conseils, et le Ciel, j'ose l'espérer, vous accordera la grâce d'élever, de conserver vos enfants, et Dieu permettra qu'ils vivent pour vous entourer un jour de reconnaissance, de respect et d'amour.

Un temps viendra, heureuses et tendres mères, où, fières de votre ouvrage, vous recueillerez le fruit de vos soins, la récompense bien méritée de tant de persévérance et de peines. C'est alors qu'écoutant toujours la voix de votre cœur et suivant encore en cela les inspirations de votre âme aimante et sainte, vous apprendrez à vos filles à aimer les vertus que vous pratiquez aujourd'hui, et vous saurez faire de vos fils des hommes pour honorer et servir la patrie..................

....

Esquissons maintenant avec lucidité le tableau des indispositions et des maladies les plus fréquentes ou, pour mieux dire, les plus ordinaires de la première enfance; j'indiquerai en même temps les meilleurs moyens à leur opposer immédiatement. Cette matière fera le sujet de la deuxième partie de ce travail.

CONSEILS AUX MÈRES

POUR

ÉLEVER, SOIGNER ET ACCLIMATER

les petits Enfants

EN ALGÉRIE.

DEUXIÈME PARTIE.

RÉFLEXIONS.

Depuis Hippocrate jusqu'à nous, on a beaucoup étudié la structure de l'homme adulte; on a décrit avec un soin minutieux toutes les parties qui le constituent; des recherches précieuses ont également été faites dans l'intention de connaître les fonctions de ses différents organes; comment se fait-il et peut-on comprendre qu'on ait entièrement négligé l'étude anatomique et surtout physiologique de l'enfant?... Ne semblerait-il pas naturel et plus conforme aux règles d'une saine philosophie qu'on eût procédé précisément en sens inverse?

Car, si l'enfant est le rudiment de l'homme, il doit tout naturellement s'en suivre que, puisqu'on

4

commence l'éducation physique, morale et scientifique de l'homme par l'enfant, c'est aussi par l'enfant qu'on aurait dû commencer l'étude médicale de l'homme.

Alors peut-être, et tout porte à le penser, les maladies propres à l'enfance, plus justement appréciées, mieux connues et ainsi plus convenablement dirigées, traitées ou prévenues même, auraient-elles laissé moins de pertes à déplorer et moins aussi de ces horribles difformités qui, trop souvent, font le désespoir des familles.

Mais, sans m'arrêter davantage à des considérations philosophiques qui m'entraîneraient beaucoup trop loin et me jetteraient d'ailleurs tout-à-fait en dehors de mon sujet, je dois me borner à dire que les principes et l'ordre établis par les nosologistes dans le classement et la description des maladies ne pouvait en aucune manière servir de base à l'exposé des affections de la première enfance.

En conséquence, dans le tableau descriptif mais abrégé que je vais tracer des maladies ou indispositions qui peuvent survenir aux enfants pendant le cours de la première et de la seconde année de leur âge, je suivrai simplement l'ordre selon lequel elles se présentent le plus ordinairement.

Les moyens curatifs ou préservatifs que je proposerai, seront toujours choisis parmi les plus simples et les mieux éprouvés.

ÉVACUATION DU MÉCONIUM.

L'enfant qui vient de naître, après avoir été baigné ou lavé, bien essuyé et chaudement habillé près du feu, sera couché à côté de sa mère, dont la chaleur sympathique lui est nécessaire; puis, comme je l'ai dit dans ma première partie, on devra le présenter au sein une heure après qu'il a reçu le jour.

Le *colostre* ou premier lait qu'il va prendre, le purgera suffisamment et promptement selon toutes probabilités.

Cependant si, après quelques heures d'attente, on ne trouvait pas les langes salis; qu'on s'aperçût que l'enfant fait des efforts pour se débarrasser, sans pouvoir y parvenir; s'il survenait des nausées... il faudrait alors préparer un suppositoire de savon blanc, le tremper dans l'huile d'olive et le porter doucement dans l'anus où on le maintiendra pendant quelques secondes.

Ce moyen mécanique, aussi simple que facile à employer, suffit souvent et presque toujours même, à décider l'expulsion du méconium.

Dans le cas où on n'obtiendrait pas une complète détente, si les selles encore en retard n'étaient pas ce qu'elles doivent être, c'est-à-dire, faciles quoique noires et gluantes, on ferait avaler à l'enfant, tous les quarts d'heure, une cuillerée à café du mélange suivant :

Huile d'amandes douces, récente. 25 grammes.

Sirop de chicorée, composé..... 30 grammes.

Mêlez chaque fois, en agitant la bouteille fortement, et continuez l'administration du mélange jusqu'à la fin, ou jusqu'à production d'effet purgatif.

Il ne sera peut-être pas inutile d'expliquer en quelques mots les dimensions à donner au suppositoire qui va servir à un enfant nouveau-né; quelle doit être sa forme, ainsi que la nature de la substance employée.

C'est le plus ordinairement avec le suif, le beurre de cacao ou le savon, que l'on confectionne ces sortes d'objets. Mais cette dernière substance me semble devoir être préférée aux deux autres; d'abord, parce qu'on la trouve partout, qu'elle se taille plus commodément, et qu'ensuite, par sa composition alcaline et grasse, le savon sollicite mieux l'intestin.

A l'aide d'un couteau à lame étroite, ou d'un canif, on donne au suppositoire une longueur de six à sept centimètres. Il se taille en forme de cône très-allongé, dont la base doit être d'un centimètre au plus. Lorsqu'on s'en sert, on a la précaution de ne l'introduire qu'à moitié, et c'est en s'efforçant que l'enfant lui-même le repousse avec le méconium.

ÉMISSION DES URINES.

Lorsque dans un temps donné, quatre, cinq ou six heures après sa naissance, l'enfant n'a pas encore uriné, qu'on le voit agité; que la région pubienne est un peu élevée, sensible et dure, un cataplasme de farine de lin, arrosé d'huile de camomille camphrée à saturation, appliqué sur le ventre, fait ordinairement cesser le spasme, et souvent, au bout de quelques minutes d'attente, amène une abondante émission d'urine.

Un bain tiède de dix à quinze minutes produit encore un très-bon effet. Après le bain, on frictionne le bas-ventre avec de l'huile camphrée, on y laisse une compresse de flanelle imbibée de cette même huile.

Le cataplasme est une espèce de bain local; on le confectionne avec une infinité de substances de natures différentes selon l'effet qu'on veut obtenir. Le plus usité comme émollient est celui qu'on prépare avec la farine de graine de lin.

On prend une certaine quantité de cette farine, selon la dimension qu'on veut donner au topique, et on la délaye, en y versant de l'eau bouillante, jusqu'à ce que le tout soit arrivé à une consistance convenable.

Faire cuire la farine de lin, après l'avoir délayée à froid, est une mauvaise méthode; un cataplasme ainsi préparé est âcre, irritant, et d'une odeur particulière désagréable ; cela tient à ce que la pellicule de la graine de lin que contient la farine, recèle une huile empyreumatique que l'ébulition exprime et dont l'eau se charge. La même chose arrivera si l'infusion se prolonge au-delà de quelques heures.

C'est pourquoi un cataplasme de cette espèce ne doit être préparé qu'au moment de s'en servir et ne séjourner sur place que deux heures au plus.

Pour l'appliquer, on l'enveloppe dans un linge fin ou dans de la mousseline claire, on le fait carré, égal d'épaisseur, et on attend qu'il soit descendu à une convenable température.

Les cataplasmes émollients trop chauds, comme aussi les bains au-dessus d'une température de 27 degrés Réaumur, sont loin de produire l'effet sédatif qu'on en attend; il ne faut pas oublier cela, ni dans l'un, ni dans l'autre cas, sous peine de produire des accidents.

Une espèce de topique très-calmant et très-adoucissant que j'emploie souvent, c'est le cataplasme fait avec la farine de riz, qu'on délaye alors dans l'eau froide et qu'on fait épaissir sur le feu : je le préfère à celui de farine de lin, parce qu'il peut rester appliqué quatre à cinq heures sans inconvénient.

Les sinapismes sont également des topiques, mais dont la farine de moutarde fait la base. Ces espèces de cataplasmes existants, soit qu'on emploie la moutarde pure, soit qu'on la mélange avec une plus ou moins grande quantité de farine de lin, se délayent également avec de l'eau bouillante et se posent à nu, ou enveloppés avec une mousseline claire.

Pour un petit enfant, le séjour sur place ne doit pas dépasser en général : le sinapisme pur, plus de sept à huit minutes ; le cataplasme sinapisé, c'est-à-dire mélangé d'une quantité égale des deux farines, de dix à quinze minutes.

ICTÈRE DES NOUVEAUX-NÉS.

Deux ou trois jours après sa naissance, l'enfant est assez souvent pris d'une espèce de jaunisse, qui ne présente aucun danger, ne dérange en rien les fonctions digestives, et qu'on abandonne ordinairement à elle-même.

Ce que l'on nomme proprement l'ictère des nouveaux-nés, est, au contraire, une maladie qui exige des soins empressés et intelligents.

Elle se déclare parfois après un refroidissement subit, ou par suite de la rétention du méconium. Lorsque l'enfant est nourri d'un lait étranger, la maladie peut venir de ce que ce lait est trop ancien. L'ictère peut dépendre encore de l'usage prématuré de la bouillie de farine de froment, surtout si cette farine n'est pas recuite au four. Enfin, il est possible qu'elle soit la conséquence d'une affection organique du foie.

Du reste, quelle qu'en soit la cause, l'ictère se

reconnaît facilement : à la teinte jaune de la peau, couleur à laquelle participe aussi le blanc de l'œil ; le ventre est sensible et ballonné ; les urines tachent les linges d'une teinte briquetée ; les selles sont d'un jaune-brun ; l'enfant crie, vomit et refuse même le sein.

Cette maladie a beaucoup moins de gravité si l'enfant est allaité par sa mère ; ce lait est le meilleur remède à son mal. Cependant ne laissez pas que de tenir le petit malade à l'abri du froid, de l'humidité, des courants d'air ; donnez-lui quelques bains tièdes, des lavements émollients ; mettez-lui sur le ventre des cataplasmes de farine de lin, faites boire à la mère ou à la nourrice tous les jours quelques tasses de bouillon d'oseille ; changez cette nourrice étrangère si son lait est trop vieux, et ainsi vous verrez bientôt le calme renaître, les symptômes alarmants se dissiper, et en huit ou dix jours tout rentrer dans l'ordre et revenir à l'état normal.

Pour purger ensuite l'enfant, il suffit de lui donner vingt à vingt-cinq grammes de manne en larmes, fondue dans quelques cuillerées d'eau bouillante et qu'il boit par petites doses de dix en dix minutes jusqu'à production d'effet.

INFILTRATION DES BOURSES.

Il y a un boursouflement des bourses que les enfants apportent en naissant ; c'est en général et presque toujours même un accident sans gravité.

On y remédie en faisant simplement, sur les parties tuméfiées, des lotions de vin rouge tiède, répétées trois ou quatre fois par jour.

Puis, au moyen d'une compresse longuette en toile fine, on tient les bourses exactement relevées sur le ventre, de manière à empêcher les cuisses de l'enfant de les presser ou de les froisser lorsqu'il est enlangé.

HYDROCÈLE CONGÉNIALE.

On distingue toujours facilement la simple infiltration des bourses dont je viens de parler, de cette autre maladie désignée sous le nom d'hydrocèle congéniale.

Cette dernière affection diffère essentiellement de la précédente, et par l'aspect et par le volume.

Du reste, elle se guérit ordinairement d'elle-même et par les seuls progrès de l'âge.

Néanmoins, dans l'intention d'aider la nature et d'obtenir une plus prompte résolution, on doit employer, dès le principe, soit les topiques résolutifs, soit une compression méthodique et continue.

Qu'on ne se hâte pas surtout de la faire opérer ; la précipitation en pareil cas est toujours très-dangereuse. A moins d'indications particulières très-rares, plus on retarde, mieux on s'en trouve.

OPHTALMIE DES NOUVEAUX-NÉS.

Cette maladie, beaucoup plus rare en ce pays qu'en France, y dure aussi moins longtemps. Elle est peu grave en elle-même et ne doit pas inquiéter les parents.

Sa durée ordinaire en France est de six semaines au plus ; en Algérie, elle se guérit en vingt ou vingt-cinq jours, et l'été plus promptement que l'hiver.

C'est un mal qui vient probablement du froid ou du vent, qui ont pu impressionner les paupières et les yeux, au moment où l'enfant a subi, pour la première fois, le contact de l'air et de la lumière.

Les yeux sont gonflés, quelquefois fermés, et fournissent une humeur blanchâtre, ayant l'apparence du pus ; on les bassine plusieurs fois par jour avec l'eau distillée de roses dans laquelle on a fait dissoudre un décigramme de sulfate de zinc, par soixante grammes de liquide.

Si la sensibilité de la vue devenait trop grande, ce dont on s'aperçoit très-bien aux mouvements que fait l'enfant lorsqu'on l'expose au grand jour, on couvrirait les yeux, pendant la nuit, avec des feuilles de laitue ramollies à l'eau bouillante et appliquées tièdes. Le jour, on tient l'enfant à la chambre et dans une demi-obscurité.

VOMISSEMENTS ET HOQUETS.

Principalement pendant les premiers mois, les enfants vomissent souvent ; cela tient, lorsque le fait est isolé, à la quantité de lait qu'ils prennent, conséquemment au trop plein de leur estomac.

Les bains et la promenade font ordinairement cesser cette légère incommodité, ainsi que le hoquet qui parfois l'accompagne.

Le hoquet trop persistant se calme très-bien en donnant à l'enfant qui l'éprouve une cuillerée ordinaire de sirop de fleurs d'oranger, ou une même quantité d'eau distillée des mêmes fleurs avec addition d'un peu de sucre.

Pour calmer des vomissements fréquents et qui fatiguent l'enfant, on lui fait boire, de temps en temps, ou une cuillerée d'eau de seltz aiguisée de quelques gouttes de suc de citron, ou encore quelque peu de limonade gazeuse.

Conjointement avec les bains, ces simples moyens suffisent toujours pour calmer et éloigner, si non pour faire disparaître entièrement cette indisposition passagère de la première enfance.

CORYZA.

Le coryza, qu'on nomme vulgairement, mais à à tort, rhume de cerveau, vient ordinairement de quelqu'imprudence commise par les personnes auxquelles on confie l'enfant ; il peut avoir été refroidi par un courant d'air, ou exposé dans un lieu humide, etc.

C'est une espèce d'enchifrènement qui gêne la respiration et empêche même parfois l'enfant de garder le bout du sein dans la bouche, forcé qu'il est à chaque instant de l'ouvrir pour respirer.

Cette indisposition, plus fatigante que douloureuse, se dissipe toujours d'elle-même, en ayant le soin de tenir l'enfant à l'abri des causes qui ont occasionné le mal.

Comme bain de pieds, un cataplasme de farine de lin, appliqué autour des jambes pendant un quart d'heure, peut hâter la guérison et ne fera jamais de mal.

DIARRHÉE.

Lorsque le ventre est ce qu'on appelle un peu trop libre, que l'enfant va quatre ou cinq fois à la selle dans les vingt-quatre heures, que l'abdomen est indolent au toucher et que cet état coïncide avec le travail de la dentition, il ne faut pas trop s'en préoccuper; mais on doit cependant surveiller cette indisposition critique et ne rien tenter pour la supprimer.

Si ce dérangement de bon augure, changeant de caractère, devenait plus fréquent, séreux, verdâtre, alors il faudrait y apporter remède, car bientôt arriveraient les tranchées, les épreintes et peut-être même une inflammation grave.

La nourrice devra de suite se mettre au régime des potages, des œufs, des viandes blanches, et boire par jour un litre ou deux d'une décoction de riz édulcorée avec le sirop de gomme.

Le ventre de l'enfant sera couvert de larges cataplames de farine de lin, arrosés d'huile récente de camomille camphrée ; il sera sévèrement maintenu à la diète lactée, et trois ou quatre fois par jour on lui donnera de petits lavements d'une décoction de racines sèches de guimauve, dans chacun desquels on délaiera une cuillerée, à peu près, d'amidon en aiguilles.

La seringue contiendra à peu près cent quarante ou cent cinquante grammes de liquide et sera pourvue d'un bout en gomme élastique ; ces conditions sont nécessaires : 1° pour ne pas porter trop d'eau dans l'intestin, ce qui peut augmenter les douleurs du ventre, au lieu de les diminuer ; 2° pour ne pas blesser l'anus, et ainsi rendre l'opération plus facile.

Si ces moyens, continués pendant quelques jours, n'amenaient pas une amélioration marquée, tout en persistant dans leur emploi cependant, on aurait recours à la magnésie décarbonatée, administrée ainsi qu'il suit :

Dix grammes de cette substance, délayée dans un demi-verre d'eau tiède sucrée, agréablement aromatisée d'eau distillée de fleurs d'oranger, se donnent à l'enfant par cuillerées à soupe de quart d'heure en quart d'heure.

Ce seul moyen modifie cette diarrhée séreuse quelquefois en peu d'heures, et la ramène promptement au type primitif; du moins, c'est ce qui arrive le plus souvent.

Dans d'autres circonstances, cette diarrhée séreuse et presque semblable à de l'eau, exhale une odeur particulière très-fétide; elle s'accompagne aussi d'épreintes douloureuses et de coliques ou tranchées... On peut craindre alors que ces accidents ne soient les avant-coureurs d'une altération grave de la membrane muqueuse intestinale; il est urgent de prévenir ce malheur, s'il en est temps encore.

Dans cette intention, on fait vomir le malade au moyen du sirop d'ipécacuanha :

Sirop d'ipécacuanha.......	30 grammes.
Eau distillée commune.....	30 grammes.

Mêlez.

On fait prendre une demi-cuillerée à soupe de cette potion toutes les cinq minutes jusqu'à production d'un vomissement ou deux.

La même médication peut être suivie deux ou trois jours sans inconvénient et sans crainte.

Le soir, on fait avaler, dans un peu d'eau sucrée, de cinq à huit décigrammes de thériaque et on remplace, dans les lavements, l'amidon par la poudre de charbon végétal passée au tamis de soie.

Cette poudre de charbon *(magnésie noire)* peut encore, dans ces diarrhées fétides, se mêler aux boissons données à l'enfant ou s'incorporer dans une petite panade sans beurre. On en fait prendre ainsi jusqu'à cinq grammes soir et matin.

CHUTE DU RECTUM.

Il nous reste à parler d'un accident qui parfois, chez certains sujets, vient compliquer les diarrhées séreuses ou bilieuses ; c'est la chute du rectum. Ce sont les efforts presque continuels que fait le petit malade, qui détermine la sortie de l'intestin. Voici comment on y remédie, sans discontinuer pour cela les soins indiqués plus haut, pour combattre la maladie principale.

On place l'enfant sur les genoux d'une femme ; on l'y maintient couché, les faces antérieures en dessous et le siége un peu élevé. Ainsi placé, on saisit un moment pendant lequel il ne crie pas, et les doigts de l'opérateur ayant été trempés dans l'huile, on réduit l'intestin, mais sans brusquerie, avec douceur et patience.

Dès que le but est atteint, il faut bassiner l'anus avec un mélange tiède d'eau et de bon vin rouge, puis y appliquer quelques compresses graduées en forme de pyramide, dont le sommet répond à l'anus. Ces compresses, imbibées du même mélange tiède, seront maintenues enfin par un bandage en T, dont l'un des chefs passe entre les jambes et vient s'attacher par-devant aux deux autres qui embrassent le corps.

Il faut surtout, on en comprendra la nécessité, éviter avec soin de laisser crier l'enfant....

GERÇURES.

Les gerçures, auxquelles tous les petits enfants sont plus ou moins sujets, se montrent presque toujours aux cuisses, aux aines et aux fesses. Elles proviennent du séjour que font, sur ces parties, les linges imprégnés des excréments de l'enfant.

Le meilleur procédé pour faire disparaître, même pour prévenir ce mal superficiel, mais néanmoins très-pénible pour l'enfant, c'est la propreté; dans cette intention, on emploie le bain tiède et du linge blanc de lessive pour le changer, et on saupoudre largement les gerçures avec le lycopode ou l'amidon en poudre passé au tamis de soie.

Les lotions fréquentes, faites avec l'infusion de pétales de roses rouges ou les fleurs de sureau, sont également utiles dans ces occasions; on les emploie toujours tièdes.

APHTES.

Cette affection, qu'on désigne aussi par la fautive dénomination de chancre, constitue ce que l'on appelle plus ordinairement le millet ou le muguet.

On voit d'abord à la partie interne des lèvres, aux gencives, à l'intérieur des joues et sur la langue, de petites taches blanches plus ou moins distantes, qui bientôt se propagent en gagnant le fond de la bouche, le voile du palais et la gorge même.

Si la maladie se borne là, que la sécheresse de la bouche soit modérée, ainsi que l'inflammation de la membrane buccale; si la déglutition se fait encore facilement, si l'enfant tette bien et que l'on remarque que les petits ulcères jaunissent et s'exfolient, on doit espérer que du dixième au douzième jour tout aura disparu.

Lorsqu'au contraire les aphtes gagnent l'estomac, descendent même jusqu'à l'intérieur du canal intestinal, quand arrivent les vomissements, la diarrhée, la tension du ventre et beaucoup d'agitation... alors le mal est des plus graves.

Cette affection arrivant ainsi à sa dernière période d'intensité, est quelquefois épidémique, surtout dans les hôpitaux destinés à l'enfance; mais dans les circonstances ordinaires, dans les conditions de la famille, elle reconnaît pour cause une alimentation de mauvaise nature, l'exposition au froid ou à l'humidité, certaines maladies dont peut être affectée la nourrice, la malpropreté des habitations ou celle dans laquelle on laisse croupir l'enfant.

Toutes choses égales d'ailleurs, les enfants élevés dans la maison paternelle et allaités par leur mère, sont moins sujets aux aphtes que les autres, et rarement, chez eux, cette maladie prend-elle des proportions dangereuses.

Toutefois, dès qu'on en aura reconnu les premières atteintes, on aura recours de suite aux moyens suivants :

La nourrice boira des décoctions de chiendent, d'orge perlé ou de riz, des infusions de fleurs de mauve ou de violettes qu'on édulcorera avec le miel blanc ou le sirop de limon.

On promènera souvent dans la bouche du petit malade un pinceau de linge ou de charpie trempé dans le miel rosat, et comme il a quelquefois de la peine à téter, le bout du sein sera mouillé avec l'eau distillée de rose chaque fois qu'on le lui offrira ; si, enfin, la douleur brûlante qu'il éprouve ne lui permettait pas d'opérer la succion et de garder le mamelon dans la bouche, il faudrait alors alimenter le malade avec le lait d'ânesse, les bouillons de poule et des petites bouillies de fécules de de riz.

Il peut arriver encore que le malade souffre au point de ne pouvoir absolument rien avaler; un moyen précieux pour l'alimenter dans ce cas, c'est de lui donner, plusieurs fois par jour, des lavements de bouillon gras dégraissé à froid, et administrés tièdes.

Dans une semblable extrémité, au simple gar-

garisme de miel rosat, conseillé d'abord, on substitue la décoction de quinquina aiguisée de quelques gouttes d'acide phosphorique ou sulfurique, pour y tremper le même pinceau de charpie et déterger la bouche. Ainsi :

Quinquina concassé.......... 20 grammes.
Eau commune............ 1|2 litre.

Faites bouillir une demi-heure au moins, passez et ajoutez à froid :

Miel rosat............... 60 grammes.
Acide phosphorique....... 20 gouttes.

Les vomitifs sont très-bons, donnés au début de la maladie ; toujours ils produisent d'heureux résultats. C'est à l'émétique (tartre stibié) que je donnerais la préférence, à cause de son mode d'action sur les parois de l'estomac d'abord, ensuite parce qu'il est d'une administration plus commode et plus sûre. On le fait prendre en lavage, c'est-à-dire très-divisé. Voici une formule qui convient pour l'enfant en bas-âge :

Tartre stibié......... 5 centigrammes.
Eau commune tiède... 300 grammes.
Sirop simple......... 30 grammes.

Cette potion se donne par cuillerée à café, ou demi-cuillerée à soupe, une toutes les cinq minutes, jusqu'à ce que l'on ait provoqué deux ou trois vomissements.

De cette manière, on ne va jamais au-delà de l'effet qu'on a l'intention de produire, et l'on évite de fatiguer le malade inutilement.

CROUP.

Assez rare en Algérie, le croup ne sévit même, le plus ordinairement, que chez les enfants de la classe indigente. Faut-il en chercher la raison dans la négligence et l'incurie des parents, ou bien doit-on seulement en accuser la misère?

Le froid humide, le vent de mer, les refroidissements subits, l'humidité conservée aux pieds, surtout si ces circonstances se produisent à la suite d'un accès de colère; enfin, les constitutions automnales prolongées sont, en général, les causes déterminantes du croup.

Il arrive presque toujours le soir, et prend, en commençant, l'apparence d'un simple rhume; c'est alors une légère inflammation qu'on laissera malheureusement grandir, faute de reconnaître la nature du mal, car le croup est insidieux; les parents, tremblant de le soupçonner même, attendront qu'il prenne des proportions effrayantes. C'est quand la toux est rauque, sifflante, c'est lorsque le larynx enflammé s'étrécit et que l'enfant suffoque, c'est alors, dis-je, qu'on appelle du secours.

Aussi, suis-je bien convaincu qu'il est plus facile d'éviter, de prévenir le croup, que de le guérir, attendu, comme je le disais tout à l'heure, que la plupart du temps on nous fait demander trop tard.

Les sangsues, mais sans excès, posées à la partie antérieure du cou, selon quelques médecins; au-dessus des malléoles internes, selon d'autres.

Les vomitifs dès le principe, l'émétique de préférence toujours; des sinapismes promenés sur les membres inférieurs, des cuisses aux jambes, des jambes aux genoux, et de là sur les coude-pieds, successivement et par paires.

Après les sangsues, lorsque le sang ne coule plus, un vésicatoire appliqué sur les piqûres même.

Des frictions ammoniacales sur le devant de la poitrine, quelques lavements purgatifs.

On a beaucoup vanté, comme un puissant moyen de guérison dans ce cas, la décoction concentrée de polygala... Voici la manière de préparer ce remède, dont cependant l'efficacité me paraît très-peu prouvée, et je parle ici non-seulement d'après mon expérience propre, mais encore d'après celles de bien des confrères on ne plus recommandables et dignes de foi.

Polygala de Virginie........ 8 grammes.
Eau commune............ 240 grammes.

Faites bouillir jusqu'à réduction de moitié, passez ou tirez à clair.

On en fait prendre une cuillerée toutes les heures, sans négliger pour cela tous les moyens conseillés plus haut.

De tous les remèdes préconisés jusqu'à ce jour contre le croup, celui qui a paru agir avec le plus de bonheur, c'est le *sulfure de potasse*. On le donne à toutes les époques de la maladie indistinctement.

Le petit malade en prend trois décigrammes matin et soir, dans une cuillerée d'un véhicule quelconque, du miel, un sirop quel qu'il soit, de l'eau tiède même si l'on veut. Je pense même qu'il serait bien, pour réunir les deux moyens, d'administrer le sulfure de potasse dans la décoction de polygala.

Voilà, d'ordinaire, les remèdes qu'on oppose au croup, cette redoutable inflammation du larynx qui tue par asphyxie.

CONVULSIONS.

Les convulsions sont un effet résultant de la compression du cerveau ; cet accident reconnaît ordinairement pour cause le travail de la première dentition, qui porte nécessairement beaucoup de chaleur à la tête.

C'est plus particulièrement pendant le cours de la deuxième année, que les enfants sont exposés à avoir des convulsions; mais, s'il en périt tant à ce moment critique, je suis très-porté à croire que cela tient au défaut d'attention, et par suite, à la négligence qu'apportent les personnes chargées en sous-ordre de surveiller les enfants, à prévenir les parents des signes précurseurs qu'elles peuvent remarquer.

Je m'explique. Lorsque l'enfant dort les yeux à moitié ouverts, qu'il se réveille en sursaut et en criant, qu'on voit sa lèvre inférieure rentrer de beaucoup sous la supérieure, ses paupières s'agiter pendant le sommeil, les pouces avoir de la propension à se porter dans le creux de la main, et surtout si l'on s'aperçoit que les joues rougissent et pâlissent alternativement... on peut être certain que les convulsions sont imminentes.

Il faut donc se hâter si l'on est averti à temps; tâcher de prévenir le mal pour ne point avoir à le combattre, ce qui est toujours plus avantageux.

Dois-je dire maintenant ce qui caractérise une convulsion, et faut-il que j'en trace le tableau? En voyant un enfant raidir et contourner ses membres, sa figure se décomposer, ses mains trembler ou s'agiter par soubresauts, ses yeux fixes ou d'autres fois roulant sous les paupières, la bouche fortement tirée d'un côté, les dents serrées et grinçant les unes contre les autres, etc., personne n'hésitera, en présence de ces symptômes, à reconnaître là une convulsion.

Les enfants lymphatiques, pâles, aux yeux cernés; ceux dont les digestions sont souvent dérangées, dont les chairs sont molles; ces sujets qui ont la tête grosse, les lèvres épaisses et comme enflées, ceux-là, dis-je, sont plus que d'autres disposés aux convulsions. Néanmoins, je ne veux pas dire que ceux-là seuls puissent en avoir, ni qu'ils doivent nécessairement en avoir.

Pour conjurer le mal, on devrait, ayant reconnu certaines dispositions congéniales de celles que je viens d'indiquer, y travailler pour ainsi dire dès la naissance de l'enfant, mais toujours de manière à ne pas dépasser le but.

Ainsi, le sujet de constitution faible, lymphatique, blanche, molle, sera fortifié, tonifié. Pour commencer, on fera prendre à la mère, afin que son lait s'en imprègne, les sucs d'herbes dites dépuratives, les amers, les antiscorbutiques ; tels sont : les décoctions concentrées de pensée sauvage ou de salsepareille, le vin de quinquina, et en général les eaux minérales alcalines gazeuses, coupées de vin vieux.

Un peu plus tard, on traite directement l'enfant lui-même, et alors on donne la préférence au sirop antiscorbutique bien préparé, dont il prend une cuillerée à soupe, avant et au moment de chacun de ses repas.

L'usage de ce sirop demande à être de temps en temps interrompu pendant quelques jours, pour que l'estomac reposé le reçoive ensuite avec plus de plaisir et de fruit.

A ces précautions prises pour améliorer et refaire pour ainsi dire le tempérament de l'enfant, on ajoute encore les bains aromatiques, l'exercice en plein air, le soleil. Je répéterai à cette occasion ce que disait un jour le bon et célèbre Antoine Dubois, à une dame qui le consultait pour l'un de ces petits êtres étiolés : *Faites-lui manger de l'air et boire du soleil, il se portera beaucoup mieux.*

Les enfants à peau brune ou blanche, mais dont le développement physique, les cheveux noirs, les yeux vifs, les mouvements pétulants, annoncent une constitution forte et vigoureuse, ceux-là seront tenus à un régime doux, prendront souvent des bains tièdes et seront longtemps nourris de laitage.

Voilà donc, comme moyens préservatifs des affections convulsives, les conseils que tout médecin consciencieux et expérimenté doit donner en pareil cas. Cependant, si malgré ses sages précautions, les douleurs inséparables de la dentition amenaient les convulsions, ou même si l'on venait à reconnaître les symptômes qui les annoncent, il faudrait de suite recourir aux moyens suivants :

A l'enfant robuste, coloré, on donnera un bain tiède et on s'empressera d'apposer les sangsues aux jambes, derrière et un peu au-dessus des malléoles internes ; là, comme saignée dérivative, elles produisent un effet plus prompt et plus efficace que l'orsqu'on les met derrière les oreilles. On les porte au nombre de trois à cinq de chaque côté, selon l'âge du petit malade, et on laisse aller le sang tant qu'il lui plaît de couler sous les cataplasmes. Les sangsues une fois mises, autant que possible en nombre suffisant, il ne faut pas y revenir, dans la crainte de favoriser l'épanchement toujours à redouter, mais plus encore à la suite d'une trop forte saignée.

A ces premiers secours viendront s'ajouter les cataplasmes mitigés de farines de lin et de moutarde appliqués successivement et par paires aux genoux, aux jambes et aux cuisses ; ils y resteront de dix à quinze minutes. Le front sera couvert de compresses d'eau froide ou trempée dans l'eau dite sédative de Raspail, coupée d'une quantité égale d'eau commune.

En même temps, on administrera le calomélas à l'intérieur ; on en fera prendre deux décigrammes dans une cuillerée d'eau tiède sucrée, toutes les heures et jusqu'à production de l'effet purgatif bien prononcé.

Point de vomitifs surtout ! ils ne peuvent que nuire en cette circonstance, puisqu'ils facilitent encore l'injection des vaisseaux du cerveau, par les efforts qu'ils déterminent. Les purgatifs, comme dérivatifs, et les cataplasmes sinapisés sur les extrémités inférieures dans le même but, c'est ce qui réussit le mieux.

Les enfants délicats, lymphatiques ou de faible constitution seront traités exclusivement par ces derniers moyens, c'est-à-dire les purgatifs et les cataplasmes sinapisés. Les grands bains les affaibliraient trop ; quant aux sangsues, je conseille de ne les employer pour eux qu'avec la plus grande réserve.

Les potions dites calmantes, antispasmodiques et autres, l'opium surtout, sous quelque forme que ce soit, sont des remèdes plus dangereux qu'utiles dans les convulsions des petits enfants.

Il est une affection, que je rappelle ici pour mémoire seulement, parce qu'on pourrait la confondre avec les convulsions dont elle se distingue cependant par l'immobilité du malade, c'est l'*extase*. C'est un accident plutôt symptomatique qu'essentiel, qui reconnaît presque toujours pour cause la présence de certains vers dans le canal digestif. Nous en parlerons à la fin de l'article suivant.

VERS INTESTINAUX.

A la suite des diarrhées prolongées, les enfants rendent quelquefois des vers longs, ronds et pointus par les deux bouts; ce sont des *lombrics*.

Il est une autre espèce de vers qu'on désigne sous le nom d'*ascarides*. Ceux-ci, très-petits, blancs, presque plats et pointus, se logent au portour de l'anus, où ils déterminent un prurit insupportable, dont on s'aperçoit facilement, et que l'enfant accuse lui-même.

Les premiers sont les plus communs chez les enfants, et l'on peut en soupçonner l'existence lorsqu'on reconnaît les signes suivants, présentés par l'enfant : les yeux sont ordinairement cernés; le regard est clair et vif, quelquefois aussi terne et triste; la pupille est dilatée ou contractée; il y a démangeaison aux ailes du nez; l'enfant se plaint souvent de picotements vers le nombril; l'haleine porte une odeur toute particulière et désagréable; enfin quand il dort, l'enfant grince les dents.

Mais comme il peut très-bien se faire qu'il y ait des vers dans le tube intestinal sans qu'un seul de ces signes se fasse remarquer chez l'enfant, disons que la meilleure preuve de leur présence, c'est d'en voir quelqu'un d'expulsé par le malade, soit en vomissant, ce qui arrive parfois après un accès de toux, soit dans les selles.

L'un des meilleurs vermifuges connus, celui qu'on administre avec le plus de facilité aux petits enfants et qui agit avec une efficacité toute particulière, c'est le calomélas.

On le donne à la dose d'un décigramme ou deux, toutes les heures, dans une cuillerée d'eau froide sucrée, et on peut continuer ainsi jusqu'à concurrence de cinq à six décigrammes dans la matinée.

J'ai rarement vu ce sel, ainsi administré, manquer son effet vermifuge chez les enfants. Les huiles, l'éther sulfurique, l'ail, la coraline de Corse, le semen-contra, la limaille d'étain, etc., sont très-difficiles à faire accepter aux petits enfants, sous quelque déguisement qu'on les leur présente; ensuite, je n'ai jamais observé que ces médicaments plus ou moins rebutants, fussent dans leur mode d'action plus certains que le calomel.

Comme moyens auxiliaires, on met sur le ventre, de manière à en couvrir toute la périphérie, un large épithème de thériaque; ou bien on le frictionne avec une flanelle imbibée du liniment ci-après :

Huile de camomille camphrée . . 30 grammes.
Ether sulfurique. . . . . 4 —

Mêlez et conservez dans une bouteille bien bouchée à l'émeri.

Quant aux *ascarides*, on les détruit souvent en une seule fois, en donnant un petit lavement de lait tiède ou d'une décoction de racine de fougère mâle, avec addition, dans l'un ou l'autre de ces véhicules, de vingt gouttes d'éther sulfurique.

J'ai dit, en terminant l'article *convulsions*, que la présence des vers lombrics dans l'intestin, déterminait quelquefois chez les enfants une espèce d'accident nerveux que l'on nomme extase; j'ajoutais encore qu'on pouvait s'y tromper au premier moment et prendre pour une convulsion ce qui n'est en réalité qu'une affection nerveuse symptomatique.

Mais entre l'extase et la convulsion il est une différence essentielle qui, lorsqu'on la connaît, rend toute erreur désormais impossible.

Dans la convulsion, le corps entier est dans une agitation continuelle; l'extase, c'est l'immobilité absolue. Ce seul trait, je pense, doit suffire ?

Cet accident singulier, qui paraît dépendre de la réaction sympathique qu'exerce l'estomac irrité sur le cerveau, présente les caractères suivants.

Le corps est dans un état de raideur presque tétanique; les yeux sont fixes et relevés sous la paupière supérieure; les bras contournés et les pouces rentrés dans la paume des mains. Cet état cataleptiforme, cette position, cette absence de mouvement et de sentiment ont valu à cette maladie le nom d'extase.

L'attaque peut durer une minute à peu près, se calmer et revenir ensuite ; il faut profiter d'un intervalle pour faire prendre un purgatif vermifuge ; le calomel si l'on veut, mais cette fois à la dose unique de quatre ou cinq décigrammes dans une cuillerée à soupe d'eau froide un peu sucrée.

L'expulsion de la cause fait bientôt cesser l'effet, et avec un bon régime, quelques amers donnés à la nourrice, ou le sirop antiscorbutique pris par l'enfant pendant quelques semaines, on prévient le retour du mal.

VARIOLE.

Plus vulgairement connue sous le nom de *petite vérole*, cette maladie comprend, entre son début et sa terminaison heureuse, trois périodes distinctes.

La première période, dite d'*incubation*, se compose des signes précurseurs et des symptômes caractéristiques de la maladie; douleur de tête, courbature, mal de gorge, nausées, vomissements, face rouge, assoupissement, frissons, fugaces, fièvre.

Ces prodromes durent trois ou quatre jours. Bientôt apparaissent, au visage d'abord, de petits boutons rouges qui s'élèvent, s'étendent et blanchissent à leur pointe. En deux ou trois jours, presque toute l'éruption se complète et s'étend sur tout le corps.

Ici commence la deuxième période, celle de *supuration*. Elle dure sept jours, pendant lesquels les boutons acquièrent une dimension considérable, s'ouvrent et supurent. Le petit malade est méconnaissable, enflé de toutes parts, principalement le visage, et c'est un signe heureux.

La troisième période, celle de *desquamation*, qui part du quatorzième jour et se termine, médicalement parlant, le vingt-et-unième, finit ou juge la maladie. Cependant, les croûtes formées ne sont pas, à beaucoup près, toutes tombées à cette époque; elles sont, il est vrai, desséchées en grande partie, mais il n'est pas rare de voir les pellicules qui se forment après la chute des croûtes se renouveler plusieurs fois et laisser enfin des taches violacées qui restent visibles pendant plusieurs mois.

Dans la plupart des cas, avec quelques boissons délayantes ou émulsionnées que prend la mère, si l'enfant très-jeune est encore à la mamelle; qu'il boit lui-même, s'il est sevré, avec des cataplasmes sinapisés qu'on promène sur les membres inférieurs lorsque l'éruption semble se faire sans énergie, ou même dans l'intention d'éviter autant que possible qu'elle se porte au visage; en maintenant rigoureusement l'enfant à la diète lactée s'il tette, à celle des bouillons les premiers jours et des légers potages vers le déclin de la fièvre de supuration; enfin en conservant la chambre toujours à une égale et moyenne température, on conduit ordinairement la variole à bonne et heureuse terminaison.

Dans le principe, quand apparaît l'éruption, si les boutons sont pâles et petits, qu'on sente le pouls faible et vite, la respiration courte; si l'enfant manifeste de l'effroi, ou qu'il cherche des yeux ceux qu'il aime, sans les reconnaître, ce qui chez lui constitue le délire; s'il y a assoupissement profond, etc., il faut, pour réagir sur les membres inférieurs, employer la farine de moutarde pure, de préférence aux cataplasmes mitigés; mais dans ce cas, il ne faut pas oublier que s'il est urgent d'agir avec promptitude et efficacité, il est aussi très-dangereux de laisser ces topiques séjourner trop longtemps sur place. Des accidents graves peuvent résulter de l'oubli de ces préceptes comme de l'emploi des vésicatoires, que je ne conseillerai jamais en pareille occurrence.

Chez les enfants du premier âge, puisque je ne parle que pour eux, une médecine trop active fait toujours plus de mal que de bien; dans l'intention d'aider la nature, ce à quoi devrait se borner le devoir d'un médecin, on la dérange dans son travail, on épuise ses ressources, et c'est ainsi que souvent la mort est le résultat malheureux d'un imprudent empressement, d'un zèle mal entendu.

Peu d'enfants se montrent disposés à prendre les médicaments internes qu'on leur prescrit; mais en supposant qu'on arrive à les leur faire accepter, la potion suivante pourra très-bien être utilisée pour soutenir les forces et aider le travail de la peau.

Acétate d'ammoniaque..	de 20 à 30	gouttes.
Mucilage arabique......	4	grammes.
Sirop d'écorces d'orange.	30	—
Eau distillée..........	120	—

Faites selon l'art.

On en donne une cuillerée à café toutes les demi-heures ou même à intervalles plus rapprochés.

Pendant quelques instants et vers le milieu du jour, on peut renouveler l'air de la chambre ; mais il ne faut pas que le malade en reçoive l'impression directe.

Tels sont les soins voulus et les moyens employés dans le traitement de cette hideuse maladie ; le mieux serait de l'éviter et pour cela d'avoir recours à la vaccine, plutôt deux fois qu'une.

On connaît sous le nom de varicelle ou petite vérole volante, une fièvre éruptive particulière qui se termine en huit jours, et dont les boutons ressemblent jusqu'à certain point à ceux de la variole. C'est une affection ordinairement de peu de gravité, et si le traitement n'en est pas entièrement abandonné à la nature, des bains de pieds sinapisés les deux premiers jours, quelques boissons délayantes légèrement nitrées et le séjour à la chambre suffisent pour la conduire à bonne fin. Par prudence on prolonge la retraite trois ou quatre jours après la dessication des boutons.

ROUGEOLE.

La rougeole sévit vers la saison d'automne ; c'est une maladie qui, comme la *scarlatine*, n'attaque guère que les jeunes sujets.

Voici les signes qui peuvent la faire reconnaître dès le principe ; fièvre d'abord modérée, mais qui prend de l'intensité à mesure que le moment de l'éruption approche ; toux sèche, tête pesante, assoupissement, yeux sensibles, rouges et larmoyants, éternuments répétés, mal de gorge et, ainsi que pour la variole, nausées, vomissements, respiration accélérée, face rouge, soif très-vive.

Cet état de choses dure trois ou quatre jours, puis surviennent des taches rouges au visage d'abord et qui, successivement, couvrent tout le corps. Ces taches qui, de prime abord, ressemblent à des piqûres de puces, augmentent peu à peu en largeur et en nombre ; elles se portent aux épaules, aux bras, sur la poitrine, le ventre, le dos et les cuisses ; ce n'est que vers le septième jour, et par conséquent sur la fin de la maladie, que quelques rougeurs attardées se répandent sur les jambes, les pieds, les avant-bras et les mains.

Lorsque l'éruption est complétement sortie, la face est enflée ; c'est alors que les symptômes primitifs s'affaiblissent sensiblement. Si le régime, le traitement et les soins accessoires ont été bien entendus, bien dirigés, tout rentre progressivement dans le calme; l'appétit se prononce et la santé renaît.

Qu'on ne croie pas cependant que tout soit dit alors. La rougeole est une de ces maladies insidieuses qui, trop souvent, faute d'écouter les avis du médecin, qu'on taxe de minutie, laisse après elle des traces funestes et prépare des maux quelquefois sans remèdes.....

Le septième jour passé, on doit redoubler d'attention pour garantir l'enfant du froid, des courants d'air, de l'humidité du soir, surtout des écarts de régime. Du septième au vingt-et-unième jour, si quelqu'imprudence est commise et pour peu que le sujet y prête par des dispositions particulières, se déclarent les ophtalmies rebelles, les maladies de poitrine, les hydropisies, des dartres opiniâtres, affections qui sont si souvent la suite de rougeoles négligées ou trop tôt abandonnées à elles-mêmes, parce qu'on les a cru guéries.

Le traitement d'un enfant à la mamelle, atteint de rougeole, se borne à le tenir sec et propre dans ses langes sans le laver, à mettre toujours le lait maternel à sa disposition et à ne point l'exposer à l'air extérieur pendant vingt jours. Mêmes soins, mêmes attentions pour l'enfant sevré, mais on lui donne en plus un peu de bouillon léger les premiers jours, quelques boissons pectorales et des soupes à partir du sixième jour.

Le cinquième jour, à partir de celui où les rougeurs se sont montrées, il faut purger avec trente ou quarante grammes de belle manne, fondue dans un demi-verre d'eau bouillante, qu'on fait boire en une ou deux fois à intervalle de dix minutes.

Règle générale, jamais de diète absolue pour les enfants. On dit quelquefois en plaisantant qu'on ne meurt jamais de faim.... hélas! je suis convaincu pourtant que bien de ces petits malades succombent par suite d'une diète trop sévère et mal appliquée.

SCARLATINE.

La scarlatine s'annonce, à peu de chose près, par les mêmes signes que la variole et la rougeole; mais elle diffère essentiellement de l'une et de l'autre, par la nature et l'aspect de l'éruption. Cet exanthème se caractérise par des plaques érysipélateuses plus ou moins séparées, larges, irrégulières, qui se montrent d'abord aux parties supérieures et envahissent ensuite successivement toutes les autres régions du corps.

L'éruption une fois achevée, complétée, tous les accidents cessent, excepté quelquefois le mal de gorge si, dès le principe, on a négligé l'emploi des cataplasmes sinapisés aux jambes et aux pieds.

Sans être contagieuse, la scarlatine règne parfois sous forme d'épidémie; elle se montre de préférence pendant la saison humide, lorsque la constitution atmosphérique est très-variable et occasionne des embarras gastriques, des suppressions de transpirations et autres accidents de cette nature.

Le traitement diffère peu de celui de la rougeole; tenir pendant une douzaine de jours l'enfant à la chambre, lui faire boire une décoction de racine de chiendent, avec addition de six à huit décigrammes de sel de nitre par litre et le sirop de capillaire comme correctif.

Si dans les premiers jours il survenait un peu d'assoupissement, ou si le mal de gorge est intense, on ferait des applications, deux ou trois fois répétées, de cataplasmes sinapisés aux cuisses, aux jambes et aux pieds; mais on ne les laisserait séjourner que le temps nécessaire pour ne produire qu'une simple et légère rubéfaction, huit ou dix minutes au plus.

Mêmes principes diététiques que dans le cas précédent; s'il tette, l'enfant aura toujours le sein à sa disposition, du commencement à la fin de la maladie; s'il est sevré, il prendra du bouillon gras les premiers jours, sa manne pour le purger le cinquième, et des potages féculants dès le lendemain.

DENTITION.

C'est vers la fin de la première année que se montrent d'ordinaire les premières dents; mais déjà et depuis longtemps l'enfant a ressenti les douleurs qui les annoncent, et les a exprimées par des cris et des mouvements non équivoques pour sa mère.

Les dents, que l'on nomme communément *dents de lait*, sont au nombre de vingt et poussent presque toujours dans le même ordre, par paires. Ainsi, ce sont d'abord deux incisives inférieures qui se montrent ; peu de temps après, sortent également deux incisives à la mâchoire supérieure ; bientôt deux autres dents de même espèce viennent flanquer celles d'en bas : puis arrivent les deux d'en haut parallèles et ainsi se complètent les huit incisives.

Là, se remarque un temps d'arrêt ; la nature, après ce premier effort, semble vouloir se reposer un peu.

Un nouveau travail recommence ensuite pour les *petites molaires* et les *canines* ; savoir : deux canines en bas, près des incisives et deux en haut, placées de même ; enfin, quatre petites molaires à chaque mâchoire, ce qui parfait les vingt dents de la première dentition. Ordinairement ce travail s'achève ou est presqu'achevé à la fin de la deuxième année de l'enfant en bonne santé.

Si ce travail se faisait toujours tranquillement et sans accidents, il serait à peu près inutile d'en parler ou du moins on le relaterait simplement pour mémoire ; mais comme il est très-rare que les choses se passent ainsi, voyons ce qu'il est à propos de faire, pour conjurer l'orage et parer aux accidents possibles.

Quand veulent apparaître les premières incisives, l'enfant à peu de sommeil, encore est-il agité; le mal qu'il éprouve, ses longues insomnies et l'irritation générale qui en résulte, tout cela porte le sang à la tête, échauffe le ventre et dispose ce petit être, encore si frêle, aux affections cérébrales, ainsi qu'aux inflammations de la poitrine et des intestins.

Ce que j'ai dit dans la première partie de cet opuscule, en parlant des bains, pour apaiser les douleurs qui agitent et tourmentent alors les enfants, je suis obligé de le répéter ici.

Les bains tièdes, à la température de trente-deux degrés centigrades ou vingt-sept degrés du thermomètre de Réaumur, sont le calmant par excellence, et ainsi le meilleur remède à employer en pareil cas. En effet, quelle est l'indication présente? Diminuer ou faire cesser l'irritation trop vive qui se porte sur les gencives, ramener le sommeil, faciliter les sécrétions; hé bien! tout cela peut et doit être l'effet des bains tièdes bien administrés, et du lait maternel.

Le bain, pour un enfant de l'âge de ceux pour lesquels j'écris, ne doit pas être prolongé au-delà de vingt ou vingt-cinq minutes au plus; on le rend plus adoucissant, plus sédatif encore, en y faisant délayer deux cent cinquante grammes d'amidon en aiguilles.

Avant et pendant la pousse de leurs premières dents, les enfants sont sujets à une toux symptomatique, qui se rattache et vient de l'échauffement de la gorge ; cette toux, facile à distinguer du catarrhe bronchique, puisqu'elle est grasse dès le principe, n'est point, comme ce dernier, une contre indication à l'administration des bains.

Si les gencives sont rouges et très-gonflées, quelques scarifications légères, faites avec la lancette, sur les points d'où doivent sortir les dents, dégorgent les parties et soulagent immédiatement l'enfant.

Lorsqu'une diarrhée jaune, un peu consistante, sans douleur et sans ténesme, arrive à cette époque ; que l'enfant n'en paraît pas fatigué et que cette espèce de crise ne dure que quatre ou cinq jours, passe et revient de temps en temps, il faut la prendre en bonne part et ne rien tenter pour la supprimer. Si, par exemple, cette diarrhée de bon augure, tant qu'elle conserve les mêmes caractères, devenait tout-à-coup séreuse, verdâtre et s'accompagnait d'épreintes douloureuses, de coliques, etc., on changerait alors sa médecine expectative en secours prompts et appropriés; enfin on se comporterait selon ce qui a été dit, pour cette circonstance, à l'article *diarrhée*.

BRULURE.

La brûlure est un accident, malheureusement trop fréquent, surtout chez les enfants qui commencent à marcher seuls. Cela tient d'une part à leur ignorance du danger et à leur innocente curiosité ; d'un autre côté, cela dépend bien souvent de la négligence des personnes auxquelles ils sont confiés.

Le charbon incandescent, des vêtements enflammés, un liquide bouillant, l'eau, le bouillon gras, mais surtout les huiles et les résines; les différents métaux plus ou moins pénétrés par le calorique, etc., peuvent, selon le temps qu'ils restent appliqués sur la peau, donner lieu à plusieurs espèces comme à différents degrés de brûlures.

Il y a des brûlures légères, superficielles, caractérisées par une rougeur assez vive, qui disparaît momentanément sous la pression des doigts; il y a de la douleur et un peu de gonflement, mais c'est une brûlure sans gravité.

Une brûlure plus intense, c'est-à-dire un peu plus profonde, présente des phlyctènes, particulièrement lorsque c'est un liquide en ébullition qui l'a produite. Ces phlyctènes ou vésicules qui contiennent une sérosité citrine, se montrent, les unes immédiatement après l'accident, les autres successivement ; dans ce cas, la rougeur, la douleur et le gonflement sont plus marqués que dans l'espèce précédente.

Quand la brûlure va jusqu'à désorganiser en partie ou en totalité l'épaisseur du derme, on doit s'attendre au développement d'une forte inflammation, souvent ulcéreuse, et à une suppuration plus ou moins prolongée, qui peut laisser après elle des cicatrices visibles.

L'insensibilité, la dureté, le racornissement de la peau, sa couleur d'un jaune grisâtre, indiquent que la brûlure est profonde et donnera nécessairement lieu à une fièvre éliminatoire pour amener la chute des escarres, ensuite à une suppuration longue et souvent dangereuse. Le malade souffre des douleurs très-vives, âcres, brûlantes, qui l'agitent et le privent de sommeil si l'on n'y porte promptement remède.

Toutes choses égales d'ailleurs, plus la brûlure a d'étendue, plus elle présente de gravité.

Le traitement des quatre degrés de brûlures que je viens d'établir, se résume à remplir les conditions suivantes :

1° Diminuer, éteindre s'il se peut la douleur ; chez les enfants surtout, c'est une indication pressante, essentielle ;

2° S'opposer, autant que possible, au développement de l'inflammation ;

3° Hâter la chute des escarres, lorsque la brûlure est de nature à en produire ;

4° Prévenir les accidents secondaires qui pourraient venir compliquer le traitement ou entraver la guérison ;

5° Eviter les difformités, ce qui est un point important.

La première espèce de brûlure, surtout lorsqu'elle a peu d'étendue, peut être abandonnée à elle-même, en évitant seulement que le contact des vêtements ne l'irrite ; mais pour faire cesser la cuisson qui l'accompagne ordinairement, on la saupoudre largement avec de l'amidon réduit en poudre fine. Si ce moyen ne suffit pas, on peut lotionner la rougeur avec de l'eau de chaux un peu étendue d'eau ; au bout de quelques heures, presque toujours, toute trace de brûlure a disparu.

Lorsqu'il existe des phlyctènes, elles doivent être ouvertes avec précaution, sans déchirer ni enlever l'épiderme. On recouvre ensuite toute l'étendue du mal, avec une couche épaisse de coton cardé, bien imprégné du mélange ci-après :

Eau de chaux,

Huile récente d'olives ou d'amandes douces.

Quantité égale de chacune. Ainsi, trente, soixante, cent vingt grammes, etc., de chacune de ces deux substances, suivant l'étendue du pansement à faire.

S'il arrive, par exemple, que la brûlure soit encore recouverte et cachée par les vêtements, il faut déshabiller l'enfant avec une attention extrême, couper et fendre les habits plutôt que de s'exposer à enlever l'épiderme ou déchirer les phlyctènes qui peuvent exister déjà. Cela fait, on panse comme il vient d'être dit.

Dans le cas de brûlure profonde, quand il y a désorganisation d'une partie ou de la totale épaisseur de la peau, et même si l'action du feu a pu pénétrer plus profondément encore, il faut immédiatement, après avoir mis à découvert toute l'étendue du mal par l'enlèvement des habits, avoir recours au coton cardé, imbibé du mélange d'eau de chaux et d'huile. On en recouvre amplement et exactement toute l'étendue du mal, comme dans le cas précédent, et on maintient ce pansement du mieux qu'on le peut.

Pendant huit, dix, douze jours, s'il se peut, il faudrait ne pas toucher à ce pansement une fois fait, si ce n'est cependant pour épaissir la couche de coton, partout où elle semble s'éclaircir.

La suppuration une fois bien établie, si l'odeur qu'elle porte devenait trop désagréable au petit malade comme à ceux qui sont près de lui et qui le soignent, on lèverait avec douceur et patience tout ce qu'on pourrait de ce pansement, et au fur et à mesure qu'un point serait à découvert, on y replacerait de suite du coton cardé, tout sec, cette fois. La guérison doit s'achever sous cette dernière application, de temps en temps complétée, revue et corrigée comme l'autre.

Dans l'intention de retarder quelque peu d'en venir à lever le pansement de coton imbibé d'huile sous lequel s'est établie la suppuration, pour faire enfin patienter le malade et atténuer l'odeur qu'exhale la plaie dont le pus suinte à travers le coton, on recouvre entièrement le tout avec des compresses trempées dans une solution de *chlorure de sodium ;* ainsi, on peut gagner quatre ou cinq jours encore.

C'est un fait, expérimenté depuis longtemps, que le coton à lui seul arrête en quelque sorte l'inflammation à son début, prévient les accidents qu'elle entraîne souvent et prépare, à coup sûr, une cicatrice moins difforme et sans adhérence.

En conséquence, on peut employer le coton cardé, seul et sans addition d'aucun autre moyen, pour toutes les espèces de brûlures, depuis la simple rubéfaction jusques et y compris l'ustion la plus profonde et à quelque époque que ce soit de l'accident. A elle seule, cette pluche végétale peut remplir les indications dont j'ai parlé, et d'abord elle assoupit la douleur dès les premiers moments de son application.

Du reste, on choisira entre les deux méthodes : ou le coton imbibé d'huile et d'eau de chaux, ou le coton tout sec. Mais, j'ose assurer ici néanmoins que, pour les petits enfants, j'ai toujours eu à me louer de l'emploi du procédé mixte que j'indique.

Dans le cas de brûlures, comme en toute autre circonstance, le régime diététique doit toujours être réglé d'après la gravité du mal, et particulièrement selon l'intensité de la fièvre qu'il détermine. Ainsi, je le répète, parce qu'on ne saurait trop le dire : l'enfant à la mamelle n'est jamais privé du sein ; celui qui est sevré est alimenté avec le bouillon et les potages.

CONTUSIONS.

Une contusion légère est sans importance chez les enfants, à cause de la mollesse de leurs tissus et de l'activité de leur circulation.

Un coup violent, la chute d'un corps dur sur la tête ou la poitrine demandent quelque attention; du reste, toutes les régions du corps, la tête, le tronc et les membres sont exposés à recevoir des contusions.

Les répercussifs et une légère compression exercée par les compresses et un bandage appliqué avec intelligence, préviennent les suites de la contusion et facilitent la résolution de la tumeur violette ou brunâtre et un peu douloureuse que le coup a déterminée.

Ne refoulez jamais les parties gonflées, comme on le conseille souvent, à l'aide d'une pièce de monnaie appuyée fortement sur la tumeur, vous augmentez la douleur et risquez encore d'occasionner plus de mal, de désordre qu'il y en a.

Des compresses trempées dans une infusion de fleurs d'arnica et maintenues avec une bande médiocrement serrée, est ce qu'il y a de mieux à faire dans le cas de contusion sans plaie.

Si la contusion est avec plaie, laissez le sang s'arrêter de lui-même, lavez et nettoyez bien la plaie, rapprochez-en les lèvres ou les lambeaux au moyen de bandelettes étroites de taffetas gommé, mises en travers, à distances égales et de manière à ne point couvrir ni gêner le suintement de la plaie ; recouvrez ce pansement de charpie fine imbibée de vin tiède miélé, et appliquez ensuite votre bande pour maintenir le tout. On empêche que la charpie ne sèche en l'arrosant souvent de vin tiède, et lorsqu'on veut renouveler le pansement, on ne change que la charpie, les compresses et les bandes, mais on ne touche pas aux bandelettes de taffetas gommé qui tombent plus tard.

Il est des contusions plus graves qui se compliquent de désordres considérables, de déchirements des muscles, des vaisseaux, des nerfs, et même de fracture des os; ces sortes d'accidents rentrant dans le domaine de la grande chirurgie, il est donc inutile d'en parler.

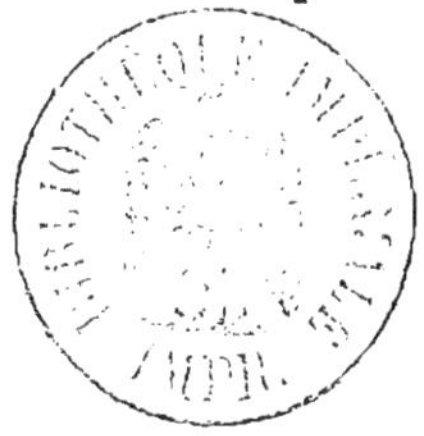

FIN.

TABLE DE LA PREMIÈRE PARTIE.

TABLE DE LA DEUXIÈME PARTIE.

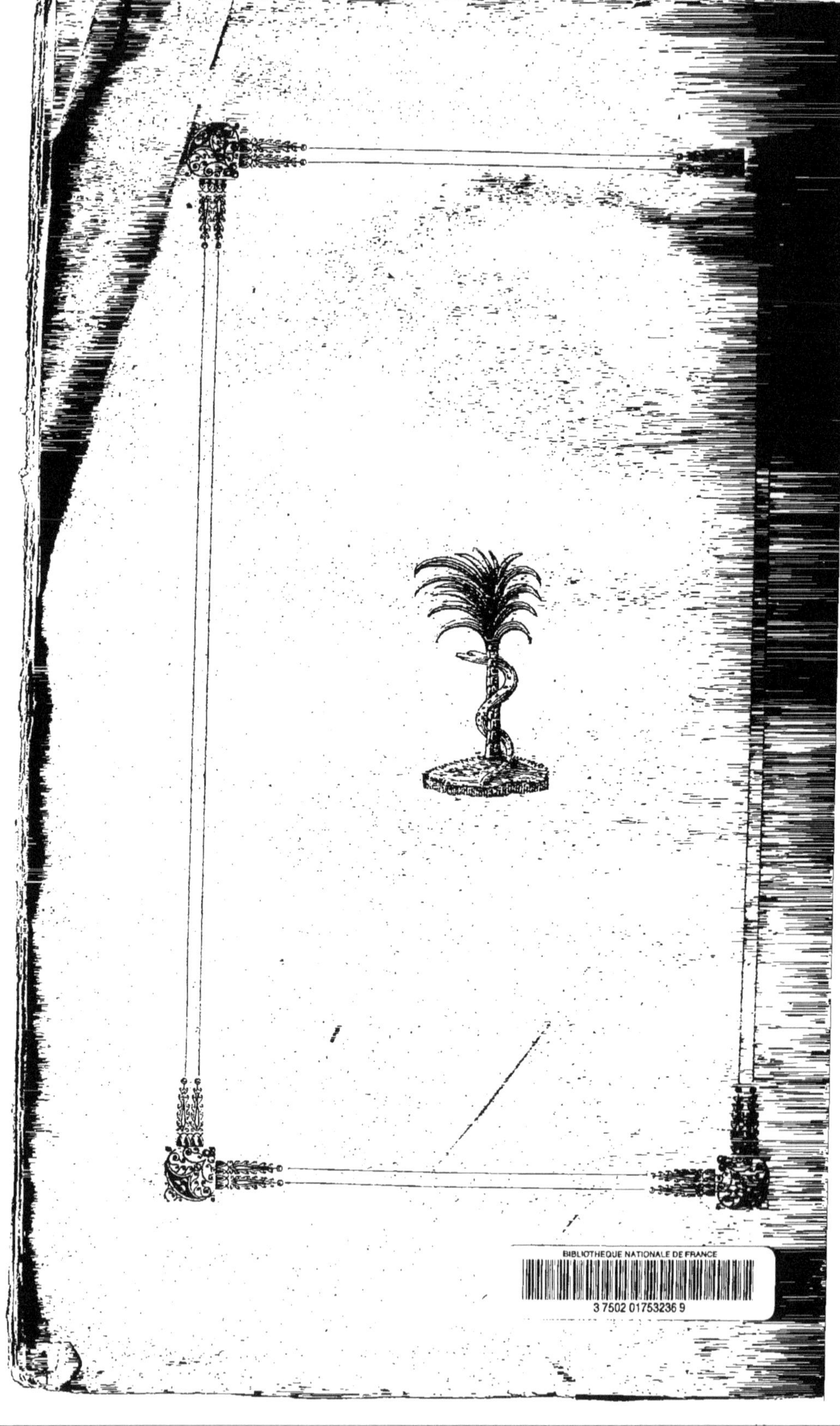

www.ingramcontent.com/pod-product-compliance
Ingram Content Group UK Ltd.
Pitfield, Milton Keynes, MK11 3LW, UK
UKHW012052240726
13965UKWH00003B/1222